# Guía de la Clínica Mayo sobre tratamiento de la diabetes

**María Collazo-Clavell, M.D.**

Editora en jefe

Clínica Mayo

Rochester, Minnesota

Fotografías: Fotos de la cubierta y de las páginas 1 y 97 de PhotoDisc. Las fotos de las páginas 37 y 139 de Stockbyte.

Número de tarjeta del Catálogo de la Biblioteca del Congreso: 00-134265

*Edición original*
ISBN 1-893005-05-4
*Edición en español*
ISBN 970-655-391-6

D.R.   © 2001, *Mayo Foundation for Medical Education and Research*
Edición en idioma español por Intersistemas, S.A. de C.V.

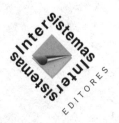

Intersistemas, S.A. de C.V.
Aguiar y Seijas No.75
México 11000, México, D.F.
Tel. (5255) 5520 2073
Fax. (5255) 5540 3764
E-mail: intersistemas@intersistemas.com.mx

Para ordenar más ejemplares:
www.medikatalogo.com o 01 800 9096900

Impreso en México
Primera edición

# La diabetes

Más personas que nunca tienen diabetes. En EUA la enfermedad afecta a un estimado de 16 millones de adultos y niños. Esto es aproximadamente 6 por ciento de la población, o 1 de cada 17 habitantes. Es más, sólo aproximadamente la mitad de la gente con diabetes tiene su enfermedad bajo control. Esto es desafortunado porque los investigadores siguen identificando métodos para manejar mejor esta frecuente enfermedad. A diferencia de hace algunos años, actualmente si le diagnostican diabetes, tiene una buena probabilidad de llevar una vida activa y saludable, si usted y su médico toman las medidas necesarias para controlar su azúcar (glucosa) en la sangre.

En estas páginas encontrará consejos prácticos que puede utilizar para manejar con éxito su diabetes y reducir su riesgo de complicaciones serias. Si tiene usted riesgo de la enfermedad, aprenderá cambios en su estilo de vida que pueden evitar que desarrolle diabetes. Este libro está basado en la experiencia de los médicos de la Clínica Mayo y los consejos que proporcionan día a día en el cuidado de sus pacientes.

## La Clínica Mayo

La Clínica Mayo evolucionó de la práctica médica del doctor William Worral Mayo y la sociedad con sus dos hijos, William J. y Charles H. Mayo a principios de 1900. Presionados por las demandas de la ocupada práctica quirúrgica en Rochester, Minnesota, los hermanos Mayo invitaron a otros médicos a unirse a ellos, siendo pioneros de la práctica de grupo de la medicina. Actualmente, con más de 2 000 médicos y científicos en sus tres principales localizaciones en Rochester; Jacksonville, Florida; y Scottsdale, Arizona, la Clínica Mayo está dedicada a proporcionar diagnóstico integral, respuestas precisas y tratamientos eficaces.

Con la profundidad de sus conocimientos médicos, experiencia y pericia, la Clínica Mayo ocupa una posición única como recurso de información para la salud.

Desde 1983 la Clínica Mayo ha publicado información confiable para la salud para millones de consumidores a través de una diversidad de noticias, libros y servicios en línea, ganadores de premios. Los ingresos por nuestras publicaciones apoyan a los programas de la Clínica Mayo, incluyendo la educación y la investigación médica.

# Prefacio

Si está leyendo este libro, es probable que usted o alguien cercano a usted tenga diabetes o riesgo de desarrollar la enfermedad. Puede no estar seguro de lo que esto significa. ¿Debe preocuparse? ¿Debe esperar grandes cambios en su vida? ¿Debe temer lo que le depara el futuro?

La diabetes es una enfermedad grave y cada vez más frecuente, pero no es ya una enfermedad cubierta por la incertidumbre. Actualmente, más que antes, los médicos están conscientes de lo que se necesita para controlar la diabetes y ayudarlo a llevar una vida saludable y productiva. Sin embargo, su médico no puede hacerlo solo. El éxito en el manejo de la diabetes requiere trabajo de equipo y un compromiso de toda la vida.

En este libro proporcionamos consejos prácticos para ayudarlo a mantener una buena salud. Este mismo consejo puede evitar el desarrollo de la diabetes si está usted en riesgo. Le ayudaremos a comprender lo que es la diabetes y cómo puede afectar su salud si no está bien controlada. Discutimos los factores esenciales para controlar la enfermedad, la vigilancia de su azúcar en la sangre, una alimentación saludable, ejercicio diario y un peso saludable. Revisamos las diversas medicinas para controlar la diabetes, así como los avances en el manejo de medicinas y los tratamiento experimentales prometedores. Le decimos también lo que puede esperar de su equipo de atención de la salud y cómo desempeñar un papel activo en el manejo de su salud y bienestar general.

Piense en su salud como su capital más valioso. Igual que no arriesga usted sus otros activos, su dinero, su propiedad y su familia ¿Por qué arriesgar su salud? Junto con el consejo de su médico, este libro puede ayudarlo a sentirse tranquilo de que está haciendo las cosas correctas para manejar su diabetes y reducir el riesgo de complicaciones graves.

*Maria Collazo-Clavell, M.D.*
Editora en jefe

# Contenido

# Parte 3: Tratamientos médicos

# Parte 4: Cómo vivir bien

# Parte 1

*Los hechos*

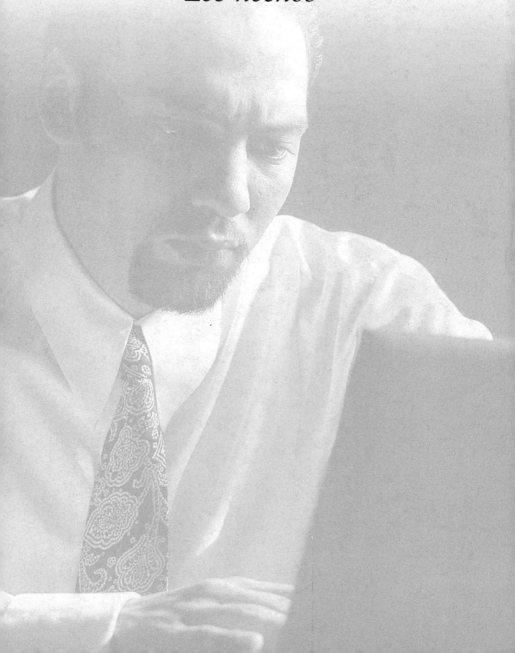

## Capítulo 1

# Cómo entender la diabetes

Tal vez su médico le comunicó recientemente que tiene diabetes, o supo que está en riesgo de desarrollar la enfermedad. Se encuentra preocupado — tiene temor de lo que le pasará con la diabetes. ¿Tendrá que comer alimentos sin sabor que no tienen azúcar? ¿Tendrá que aplicarse inyecciones diarias de insulina? ¿Enfrentará eventualmente una amputación? ¿Morirá por la diabetes?

Para la mayoría de la gente que tiene diabetes, la respuesta a estas preguntas es no. Los investigadores han aprendido a diagnosticar la diabetes tempranamente y a controlarla. Gracias a estos avances, puede usted vivir bien y no sufrir complicaciones graves si deja que su médico lo asesore respecto de la comida, el ejercicio, la vigilancia del azúcar en la sangre y, cuando es necesario, el uso de medicamentos.

Debido en gran parte a que la población vive más tiempo y al número creciente de personas con sobrepeso, la diabetes se ha convertido en una de las enfermedades más frecuentes en Estados Unidos. Al aumentar la edad y el peso, aumenta el riesgo de diabetes. Se calcula que millones de adultos y niños tienen diabetes.
Desafortunadamente, cerca de una tercera parte no lo sabe.
La razón: La diabetes puede desarrollarse gradualmente en muchos años y a menudo sin presentar síntomas.

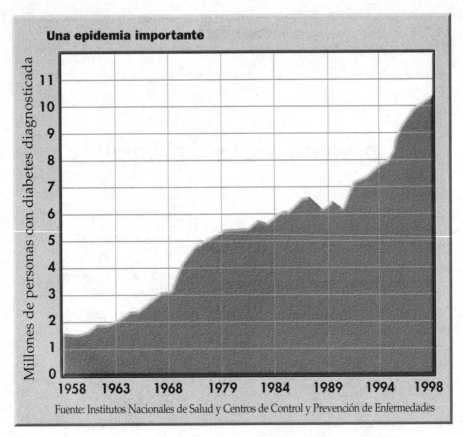

**Una epidemia importante**

Fuente: Institutos Nacionales de Salud y Centros de Control y Prevención de Enfermedades

**La gráfica muestra el incremento en los casos de diabetes diagnosticados en los últimos 40 años en Estados Unidos. Se considera que otros millones más tienen diabetes, pero no han sido diagnosticados.**

Si no se trata, la diabetes puede dañar casi todos los órganos importantes del cuerpo. La enfermedad puede ser mortal. La diabetes es la causa de casi 200 000 muertes en Estados Unidos cada año. Por eso es importante tratar la enfermedad en cuanto descubra que la tiene. Los cambios en el estilo de vida y los medicamentos pueden ayudarlo a evitar o reducir las complicaciones de la diabetes. Los cambios en el estilo de vida pueden prevenir la diabetes si tiene riesgo de desarrollarla.

La diabetes es una enfermedad grave, pero puede controlarse. Si está usted dispuesto a hacer la parte que le corresponde, puede disfrutar una vida activa y saludable a pesar de su enfermedad.

## ¿Qué es la diabetes?

Si comprende la forma en que el cuerpo maneja normalmente el azúcar, será más fácil entender lo que es la diabetes y cómo ocurre.

El azúcar de la sangre, llamada glucosa, deriva de dos fuentes principales: los alimentos que consume y el hígado. Durante la digestión, el azúcar se absorbe a la sangre a partir de las partículas de los alimentos en el estómago y en el intestino delgado. El azúcar es vital para su salud porque es la fuente principal de energía para las células que forman músculos y tejidos. Sin embargo, para llevar a cabo este trabajo, el azúcar necesita un compañero llamado insulina. La hormona insulina se origina en diminutas células del páncreas llamadas células beta. Estas células residen en masas aisladas de tejido llamadas islotes. Cuando come, el páncreas responde secretando insulina a la sangre. Al circular, la insulina actúa como una llave, abriendo puertas microscópicas que permiten que el azúcar entre en las células. Al permitir que el azúcar entre en las células, la insulina disminuye la cantidad de azúcar en la sangre y evita que alcance niveles elevados. Al disminuir el nivel de azúcar en la sangre, disminuye la secreción de insulina del páncreas.

Mientras tanto, el hígado actúa como un centro de almacenamiento y fabricación de glucosa. Cuando el nivel de insulina en la sangre es alto, como sucede después de un alimento, el hígado almacena azúcar para cuando las células lo necesiten después. Cuando los niveles de insulina en la sangre son bajos, como cuando no ha comido por un tiempo, el hígado convierte el azúcar almacenado (glucógeno) en glucosa y lo libera a la sangre para mantener el nivel de azúcar dentro de límites estrechos y seguros.

Además de la insulina, otras hormonas afectan el nivel de azúcar en la sangre — pero en forma opuesta. En ciertas circunstancias, hormonas como el glucagon, la adrenalina y el cortisol contrarrestan los efectos de la insulina, impidiendo que la glucosa entre en las células. Las hormonas favorecen también la liberación del azúcar que se ha almacenado en el hígado. Como resultado, el cuerpo está coordinando continuamente los efectos de todas estas hormonas para mantener el azúcar dentro de límites normales.

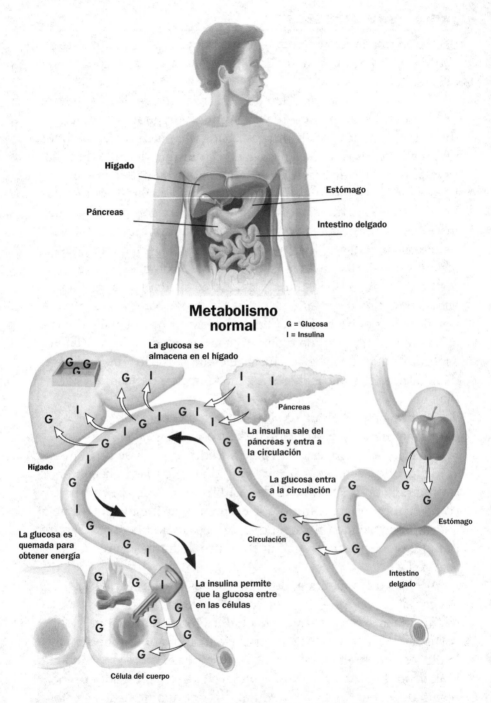

El azúcar (glucosa) de los alimentos proporciona energía para el cerebro y el cuerpo. La insulina, liberada por el páncreas, escolta a la glucosa a las células, en donde es necesaria para obtener energía; y al hígado, en donde se almacena el azúcar extra.

En las personas que tienen diabetes, este proceso cuidadosamente equilibrado se enreda. En lugar de transportar la glucosa a las células, se queda en la sangre, se acumula y eventualmente se excreta en la orina. Esto ocurre sobre todo por una de dos razones: el páncreas no es capaz de producir insulina, o las células no responden a los efectos de ésta.

El término médico para este trastorno es diabetes mellitus. *Mellitus* es la palabra en latín que significa "miel" y se refiere al exceso de azúcar en la sangre y en la orina. Otra forma de diabetes, llamada diabetes insípida, es mucho menos frecuente. En lugar de un problema de insulina, es resultado de un trastorno hormonal que hace que el cuerpo pierda el control del balance de agua, produciendo aumento de la orina y sed excesiva. Cuando usamos el término diabetes en este libro, nos referimos a la diabetes mellitus.

## ¿Cuánto azúcar es demasiado?

La cantidad de azúcar en la sangre fluctúa normalmente, pero dentro de límites estrechos. Después de no comer en la noche, la mayoría de la gente tiene entre 70 y 110 miligramos de glucosa por decilitro de sangre (mg/dL). Esta concentración, que equivale aproximadamente a 1 cucharadita de azúcar en un galón de agua, se considera normal.

Si el azúcar de su sangre se encuentra consistentemente en 126 mg/dL o más, en ayunas, usted tiene diabetes. Antes, el diagnóstico de diabetes requería un nivel de azúcar de 140 mg/dL o más. El estándar fue disminuido en 1997 después de que un comité de la Asociación Americana de Diabetes (ADA) revisó los resultados de 15 años de investigación en diabetes. El comité encontró que cuando el azúcar llega a 140 mg/dL, algunas personas ya tienen daño a órganos. La ADA concluyó que es mejor diagnosticar y tratar la diabetes más tempranamente, antes de que se desarrollen complicaciones.

Si el azúcar de la sangre se encuentra entre 111 y 125 mg/dL, tiene usted intolerancia a la glucosa en ayunas, llamada diabetes limítrofe o prediabetes. Como la diabetes, la diabetes limítrofe no debe tomarse a la ligera. Es un signo de que está usted en alto riesgo de desarrollar la enfermedad, que debe ver a su médico regularmente y tomar las medidas necesarias para controlar el azúcar de su sangre.

## Tipos de diabetes

A menudo la gente piensa en la diabetes como una enfermedad, pero el azúcar puede acumularse en la sangre por varias razones, dando lugar a varios tipos de diabetes.

### Tipo 1

La diabetes tipo 1 se desarrolla cuando el páncreas produce poca o nada de insulina. Sin insulina, el azúcar no puede entrar en las células, y se queda en la sangre.

La diabetes tipo 1 se llamaba antes diabetes insulinodependiente o diabetes juvenil. Esto se debe a que la enfermedad se desarrolla más frecuentemente en los niños o adolescentes, y se requiere la administración de insulina diariamente para compensar la que no produce el cuerpo. Los nombres diabetes insulinodependiente y diabetes juvenil se utilizan menos frecuentemente ahora porque no son totalmente exactos. Aunque con menos frecuencia, los adultos pueden desarrollar también diabetes tipo 1 y no sólo los jóvenes. Además, el uso de insulina no está limitado únicamente a la gente con diabetes tipo 1. La gente con otras formas de diabetes puede requerir insulina.

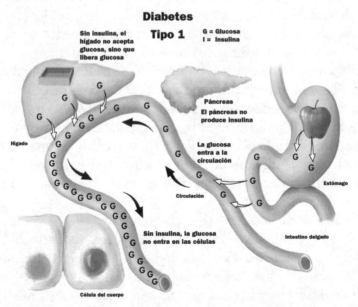

En la diabetes tipo 1 el páncreas produce poca o ninguna insulina. Sin insulina para escoltar al azúcar (glucosa) de los alimentos a las células, la glucosa permanece en la circulación.

La diabetes tipo 1 es una enfermedad autoinmune, lo que significa que el sistema inmune es culpable. De igual forma que ataca a los virus o bacterias invasores, el sistema para combatir las infecciones ataca al páncreas, concentrándose en las células beta, que producen la insulina. Los investigadores no están seguros de la causa por la que el sistema inmune ataca al cuerpo, pero creen que los factores genéticos, la exposición a ciertos virus y la alimentación pueden estar involucrados. El ataque puede reducir dramáticamente, o inclusive eliminar totalmente, la capacidad de producción de insulina del páncreas.

Entre 5 y 10 por ciento de la gente con diabetes tiene diabetes tipo 1, con proporción igual en hombres y en mujeres. La diabetes tipo 1 puede estar latente y pasar inadvertida durante años. Sin embargo, con mayor frecuencia los síntomas aparecen rápidamente, a menudo después de una enfermedad.

## Tipo 2

La diabetes tipo 2 es con mucho la forma más frecuente. Entre 90 y 95 por ciento de la gente mayor de 20 años con diabetes tiene diabetes tipo 2. Como la diabetes tipo 1, el tipo 2 solía llamarse con otros dos nombres: diabetes no insulinodependiente y diabetes de inicio en la edad adulta. Estos nombres reflejan que mucha gente con diabetes tipo 2 no necesita inyecciones de insulina y que la enfermedad generalmente se desarrolla en adultos. En forma semejante al tipo 1, los nombres no son totalmente exactos. Los niños y adolescentes, así como los adultos, pueden desarrollar enfermedad tipo 2. De hecho, la incidencia de la diabetes tipo 2 en adolescentes está aumentando. Además, algunas personas con diabetes tipo 2 requieren insulina para controlar su azúcar en la sangre.

A diferencia de la diabetes tipo 1, la diabetes tipo 2 no es una enfermedad autoinmune. En la diabetes tipo 2, el páncreas produce por lo menos un poco de insulina, pero puede desarrollarse uno o dos problemas:

- El páncreas no produce suficiente insulina.
- Los músculos y las células de los tejidos se vuelven resistentes a la insulina.

Cuando las células desarrollan resistencia a la insulina, no la aceptan como la llave que abre la puerta para el azúcar. Como resultado, el azúcar permanece y se acumula en la sangre. No se sabe por qué las células se vuelven resistentes a la insulina,

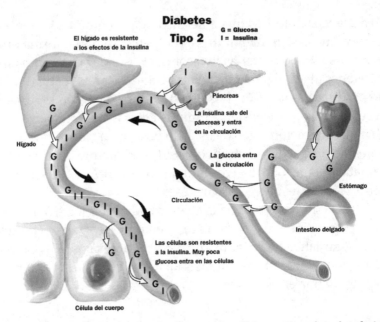

**Diabetes Tipo 2**

G = Glucosa
I = Insulina

El hígado es resistente a los efectos de la insulina

Páncreas

La insulina sale del páncreas y entra en la circulación

Hígado

La glucosa entra a la circulación

Circulación

Estómago

Intestino delgado

Las células son resistentes a la insulina. Muy poca glucosa entra en las células

Célula del cuerpo

En la diabetes tipo 2, el páncreas produce insulina, pero las células no responden a los efectos de la insulina, haciendo que la glucosa permanezca en la circulación después de comer.

aunque el exceso de peso y el tejido graso parecen ser factores importantes. La mayoría de la gente que desarrolla diabetes tipo 2 tiene sobrepeso.

Con el tiempo, algunas personas con diabetes tipo 2 necesitan más insulina de la que el páncreas puede producir. Como la gente que tiene diabetes tipo 1, se vuelven dependientes de la insulina para controlar el azúcar en la sangre.

### Gestacional

Diabetes gestacional es el nombre de la diabetes que se desarrolla durante el embarazo. La diabetes puede desarrollarse temporalmente cuando las hormonas secretadas durante el embarazo aumentan la resistencia del cuerpo a la insulina. Esto sucede aproximadamente en 2 a 5 por ciento de las mujeres embarazadas.

La diabetes gestacional se desarrolla típicamente durante la segunda mitad del embarazo, especialmente en el tercer trimestre, y generalmente desaparece después del nacimiento del bebé. Pero más de la mitad de las mujeres que presentan diabetes gestacional desarrolla diabetes tipo 2 posteriormente en su vida.

En la mayoría de mujeres embarazadas se practica un escrutinio de la diabetes gestacional para identificarla tempranamente, en caso de que ocurra. Si usted desarrolla diabetes gestacional, conocer su trastorno y controlar el nivel de azúcar en la sangre durante todo el resto de su embarazo puede reducir las complicaciones para usted y su bebé.

**Otras**

Aproximadamente 1 a 2 por ciento de todos los casos de diabetes diagnosticados son resultado de enfermedades o medicamentos que pueden interferir con la producción de insulina o con su acción. Incluyen:
- Inflamación del páncreas (pancreatitis)
- Extirpación del páncreas
- Trastornos de las glándulas suprarrenales o de la hipófisis
- Tratamientos con hidrocortisona para otras enfermedades
- Ciertos medicamentos para disminuir la presión y el colesterol
- Desnutrición
- Infecciones

## Signos y síntomas

Como mucha gente, puede usted haberse sobresaltado cuando supo que tenía diabetes, porque no presentaba ningún síntoma. Se sentía usted bien. A menudo no hay síntomas tempranos para reconocerla, especialmente en la diabetes tipo 2. La falta de síntomas y la aparición lenta de la enfermedad son las principales razones por las que la diabetes tipo 2 no se detecta a menudo durante años.

Si se presentan, los síntomas por el nivel de azúcar en la sangre persistentemente elevado varían. Dos síntomas clásicos que se presentan en la mayoría de la gente con la enfermedad son aumento de la sed y necesidad frecuente de orinar.

**Sed excesiva y aumento de la orina.** Cuando usted tiene niveles elevados de azúcar en la sangre, los riñones no pueden reabsorber todo el azúcar que se filtra. El azúcar circulante arrastra agua que se extrae de los tejidos. Como resultado, se siente usted deshidratado.

Para reponer los líquidos que se extraen, toma agua y otras bebidas casi constantemente. Este proceso de filtración intensa de agua lleva a orinar más frecuentemente.

## Signos de alarma de la diabetes

Si tiene diabetes, puede desarrollar cualquiera de los signos o síntomas siguientes:

- Sed excesiva
- Aumento de orina
- Hambre
- Pérdida o aumento de peso inexplicable
- Síntomas de gripe, incluso cansancio y fatiga
- Visión borrosa
- Irritabilidad
- Heridas o moretones que se curan lentamente
- Hormigueo o pérdida de sensibilidad en manos o pies
- Infecciones recurrentes en piel o encías
- Infecciones recurrentes de vagina o vejiga

**Sensación de gripe.** Los síntomas de la diabetes pueden simular una enfermedad viral, con fatiga, debilidad y falta de apetito. El azúcar es el principal combustible del cuerpo. Cuando tiene diabetes, el azúcar no entra en las células, en donde se convierte en una fuente de energía. Como resultado se siente usted constantemente cansado o exhausto.

**Pérdida o aumento de peso.** El esfuerzo del cuerpo por compensar la constante deshidratación y pérdida de azúcar, puede hacerlo comer más de lo habitual y aumentar de peso. En otras personas ocurre lo contrario. Los músculos no reciben suficiente glucosa para generar crecimiento y energía. Como resultado puede hacerlo bajar de peso aun comiendo más de lo normal. Esto es especialmente cierto si tiene diabetes tipo 1, cuando se dispone de poca o nada de insulina y poca o nada de azúcar entra en las células.

**Visión borrosa.** El exceso de azúcar en la sangre hace que salga líquido del cristalino de los ojos, afectando su capacidad para enfocar. Al disminuir el azúcar en la sangre el líquido regresa al cristalino. Su visión puede estar borrosa durante un tiempo mientras el cristalino se ajusta a la entrada de líquido, pero con el tiempo su visión mejorará.

La elevación de azúcar en la sangre puede causar también la formación de diminutos vasos sanguíneos en los ojos que pueden sangrar. Los vasos sanguíneos en sí no producen síntomas, pero el sangrado de los vasos puede producir manchas oscuras, luces brillantes, halos alrededor de las luces o inclusive ceguera. Debido a que los cambios producidos por la diabetes en los ojos a menudo no ocasionan síntomas, es importante que vea a un especialista de los ojos (oftalmólogo) regularmente. Dilatando las pupilas, un especialista de los ojos puede examinar los vasos sanguíneos de la retina.

**Úlceras que cicatrizan lentamente o infecciones frecuentes.** Los niveles elevados de azúcar en la sangre bloquean el proceso natural de cicatrización del cuerpo y su capacidad para combatir infecciones. En las mujeres son especialmente frecuentes las infecciones vaginales o en la vejiga.

**Hormigueo en los pies y manos.** El exceso de azúcar en la sangre puede dañar los nervios, que se nutren a través de la sangre. El daño a los nervios puede producir diferentes síntomas. Los síntomas más frecuentes relacionados con los nervios son hormigueo y pérdida de sensibilidad que ocurren sobre todo en los pies y en las manos. Esto es resultado del daño a los nervios sensoriales. Puede usted presentar también dolor en las extremidades: piernas, pies, brazos y manos, incluyendo un dolor ardoroso. El daño a los nervios que controlan la digestión puede producir náusea, diarrea o estreñimiento. En los hombres, la diabetes puede dañar los nervios que ayudan a producir una erección, llevando a la impotencia.

**Encías enrojecidas, inflamadas y dolorosas.** La diabetes puede debilitar la capacidad de la boca para combatir los gérmenes, aumentando el riesgo de infección en las encías y en los huesos que mantienen los dientes en su lugar. Otros signos de enfermedad de las encías incluyen:

- Encías que se separan de los dientes, exponiendo una mayor parte de los dientes o inclusive parte de la raíz
- Úlceras o bolsas de pus en las encías
- Aflojamiento de los dientes
- Cambios en el ajuste de la dentadura postiza

**Otros signos.** La diabetes puede causar piel seca, comezón e infecciones recurrentes de la piel.

## Factores que aumentan su riesgo

Tal vez ha escuchado algunos de los mitos frecuentes respecto de la diabetes — que puede contagiarse, o que viene de comer mucha azúcar. No es verdad. Los investigadores no comprenden bien por qué algunas personas desarrollan la enfermedad y otras no. Sin embargo, está claro que su estilo de vida y ciertos trastornos de la salud pueden aumentar su riesgo.

**Historia familiar.** Sus probabilidades de desarrollar diabetes tipo 1 o tipo 2 aumentan si alguien en su familia inmediata tiene la enfermedad y si esa persona es uno de los padres, hermanos o hermanas. Está claro que la genética desempeña un papel en la enfermedad, pero no se sabe exactamente cómo ciertos genes causan diabetes.

Los científicos están buscando genes que puedan estar asociados con la diabetes tipo 1 y tipo 2. De hecho, han encontrado algunos marcadores genéticos de la diabetes tipo 1, lo que significa que es posible investigar a los parientes de los pacientes con diabetes tipo 1 para ver si tienen riesgo de la enfermedad. En un estudio del Instituto Nacional de Diabetes y Enfermedades Digestivas y Renales, los parientes con riesgo de diabetes tipo 1 están siendo tratados con dosis bajas de insulina o con un medicamento por vía oral para ver si los fármacos pueden prevenir la enfermedad.

**Peso.** Tener sobrepeso es uno de los factores de riesgo más obvios de la diabetes. Más de 8 de cada 10 personas con diabetes tipo 2 tienen sobrepeso. En un estudio reciente de los Centros de Control y Prevención de Enfermedades de EUA se encontró que, entre las personas obesas, 13.5 por ciento tiene diabetes, en comparación con 3.5 por ciento de los que tienen peso normal.

Mientras más tejido graso tiene usted, mayor resistencia desarrollan los músculos y las células de los tejidos a su propia insulina. Esto es especialmente cierto si el exceso de grasa se concentra alrededor del abdomen. Es como si la grasa impidiera en alguna forma que la insulina abriera las cerraduras de las células para dejar que entre el azúcar.

Muchas personas con diabetes y sobrepeso pueden mejorar a menudo el azúcar en la sangre simplemente bajando de peso. En algunos casos eso es todo lo que se necesita para llevar el azúcar de la sangre a niveles normales. Inclusive una pequeña disminución de peso puede tener efectos benéficos, reduciendo los niveles de azúcar en la sangre o permitiendo que los medicamentos para la diabetes funcionen mejor.

**Inactividad.** Mientras menos activo sea, mayor riesgo tiene de desarrollar diabetes. La actividad física ayuda a controlar el peso, utiliza el azúcar como energía, hace que las células sean más sensibles a la insulina, aumenta el flujo sanguíneo y mejora la circulación inclusive en los vasos sanguíneos más pequeños. Puede disminuir su riesgo de desarrollar diabetes tipo 2 hasta en un 50 por ciento.

Otra ventaja del ejercicio es que aumenta la masa muscular. Normalmente, entre 70 y 90 por ciento del azúcar en la sangre entra en los músculos. Una reducción de la masa muscular —lo cual sucede cuando envejece o cuando es menos activo físicamente— puede reducir mucho el espacio disponible para almacenar el azúcar de la sangre. Si no tiene a donde ir, el azúcar se queda en la sangre.

**Edad.** Su riesgo de diabetes tipo 2 aumenta con la edad, especialmente después de los 45 años. Casi 1 de cada 5

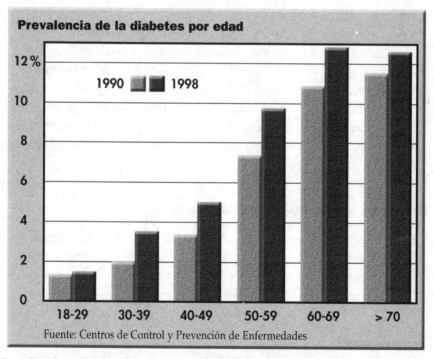

**Prevalencia de la diabetes por edad**

Fuente: Centros de Control y Prevención de Enfermedades

Entre los años 1990 y 1998, los casos de diabetes diagnosticados aumentaron en todos los grupos de edad, especialmente en adultos jóvenes. La prevalencia de la diabetes aumentó casi 70 por ciento en las personas de 30-39 años y aproximadamente 40 por ciento en personas de 40-49 años.

estadounidenses de 65 años de edad o más tienen diabetes. Parte de la razón es que al aumentar la edad, la gente tiende a ser menos activa físicamente, pierde masa muscular y aumenta de peso.

Sin embargo, en los últimos años se ha observado un aumento impresionante de diabetes en personas entre los 30 o 40 años. Y aunque la prevalencia de la diabetes tipo 1 ha permanecido estable, más niños y adolescentes están siendo diagnosticados con diabetes tipo 2.

**Raza.** Aunque la razón no es clara, los individuos de ciertas razas tienen mayor probabilidad de desarrollar diabetes que otras. Aproximadamente 6 por ciento de la población general de Estados Unidos tiene diabetes diagnosticada. Pero esta frecuencia se duplica en los negros y en los hispanos. Y es más del doble en los indios americanos (12%). En algunas tribus como la de los indios pimas, la mitad de los adultos tiene diabetes tipo 2. Por otro lado, la diabetes tipo 1 es más frecuente en los blancos que en los negros o en otros grupos minoritarios. Es también más frecuente en países europeos, como Finlandia y Suecia. La razón no es clara.

### Cómo reducir el riesgo

No hay nada que pueda hacer para evitar algunas de las situaciones de la vida que lo colocan en riesgo de diabetes. No puede retroceder en el tiempo y escoger una familia diferente, genes diferentes o una raza diferente. Y aunque quisiera que su edad no avanzara, su cuerpo continuará envejeciendo. Pero puede controlar dos factores de riesgo de diabetes: el peso y la inactividad. Y si lo hace, puede disminuir mucho la probabilidad de desarrollar diabetes, especialmente diabetes tipo 2.

## Pruebas para detectar diabetes

Mucha gente se entera que tiene diabetes por exámenes de sangre que se practicaron por otro trastorno o como parte de un examen médico. Sin embargo, algunas veces puede solicitar específicamente un análisis porque sospecha la enfermedad basado en los síntomas o factores de riesgo. Existen varias pruebas que pueden mostrar si usted tiene diabetes.

### Escrutinio del azúcar con un piquete en el dedo

Las pruebas de escrutinio son rápidas, sencillas y tienen bajo costo. De hecho, en muchas ferias de salud se ofrecen gratuitamente. Por esta razón, mucha gente se percata de la diabetes con estas pruebas de escrutinio. Una prueba con un piquete en la yema del dedo generalmente no tarda más de un par de minutos y a menudo no requiere más que una gota de sangre de un diminuto piquete en la yema del dedo. La muestra de sangre se coloca en una tira tratada con una sustancia química, que se inserta en un pequeño aparato que determina e indica el nivel de azúcar en la sangre. Si el resultado es mayor de 126 mg/dL, se debe practicar una prueba diagnóstica más formal, como un análisis de azúcar en la sangre en ayunas.

### Análisis de azúcar en la sangre al azar

Este análisis es parte de los análisis de rutina que se practican durante un examen médico. Se obtiene sangre de una vena para diversos análisis de laboratorio. Se lleva a cabo sin ninguna preparación especial ni tener que estar en ayunas.

Aun cuando haya usted comido recientemente y su nivel de azúcar en la sangre se encuentra en su punto máximo, el nivel no debe ser mayor de 200 mg/dL. Si es mayor, su médico confirmará los resultados con un análisis de azúcar en la sangre en ayunas otro día.

### Análisis de azúcar en la sangre en ayunas

El nivel de azúcar en la sangre es típicamente más alto después de un alimento y más bajo después de no tomar alimento durante la noche. La forma preferida para la prueba de azúcar en la sangre es después de no tomar alimento durante la noche, o por lo menos durante 8 horas. Se obtiene sangre de una vena y se envía a un laboratorio para evaluación.

La mayoría de la gente tiene un nivel de azúcar en la sangre en ayunas entre 70 y 110 mg/dL. Si el suyo es de 126 mg/dL o más, su médico puede repetir el análisis. Si su nivel de azúcar en la sangre es muy alto, puede no requerirse un segundo análisis para establecer el diagnóstico. Cuando se ordena un segundo análisis, si el resultado es de nuevo de 126 mg/dL o más, probablemente le dirán a usted que tiene diabetes.

La ADA recomienda que toda la gente se practique un análisis de azúcar en la sangre en ayunas a los 45 años de edad. Si el resultado es normal, el análisis se practica cada 3 años. Si tiene diabetes limítrofe —111 a 125 mg/dL— se debe practicar un análisis en ayunas por lo menos una vez al año. La mayoría de los médicos no practica escrutinio para diabetes en las visitas de rutina, aunque generalmente solicitan un análisis en ayunas o al azar como parte de un examen más completo.

### Prueba de tolerancia a la glucosa

Actualmente esta prueba se utiliza menos, porque otras pruebas son menos costosas y más sencillas. Una prueba de tolerancia a la glucosa requiere ir al laboratorio o al consultorio del médico en ayunas. Ahí debe tomar unas 8 onzas (240 mL) de un líquido dulce que contiene mucha azúcar — unos 75 gramos. Esto es unas tres veces más dulce que un refresco.

Se mide el azúcar en la sangre antes de tomar el líquido, luego de nuevo cada hora durante 3 horas. Si usted tiene diabetes, su azúcar en la sangre aumenta más de lo esperado. Si su nivel de azúcar en la sangre en la prueba después de dos horas se encuentra entre 140 y 199 mg/dl, tiene usted un trastorno llamado intolerancia a la glucosa en ayunas (IGA), otro nombre para la diabetes limítrofe. Si a las 2 horas es de 200 mg/dL o más, usted tiene diabetes.

Para que este análisis sea preciso, debe seguir su alimentación habitual y estar sano, sin ninguna otra enfermedad — ni siquiera un resfriado. Debe mantenerse relativamente activo y no tomar medicamentos que puedan afectar el nivel de azúcar en la sangre. Los médicos utilizan a menudo este análisis en las mujeres embarazadas en busca de diabetes gestacional.

### Análisis de orina

Cuando el cuerpo no es capaz de almacenar adecuadamente el azúcar de la sangre, el exceso de azúcar se elimina eventualmente en la orina. Los niveles elevados de azúcar en la orina son una indicación de que usted tiene diabetes. Sin embargo, generalmente no se utiliza el análisis de orina para diagnosticar diabetes. Una razón es que los análisis de sangre son más exactos. Además, el nivel de azúcar en la sangre requerido para que se detecte azúcar en la orina varía entre las personas. Puede usted tener un nivel alto en la sangre sin tener azúcar en la orina.

### Prueba de hemoglobina glucosilada

Después que le han diagnosticado diabetes, su médico puede solicitar un análisis de sangre que puede medir el promedio de azúcar en la sangre en los últimos dos o tres meses. Esto da a su médico una idea de qué tan elevada ha estado la glucosa en la sangre durante meses recientes, en comparación con otros análisis que determinan el nivel de azúcar en la sangre únicamente en ese momento.

Cuando su nivel de azúcar es elevado, parte del azúcar se une a las moléculas de hemoglobina de la sangre que llevan el oxígeno, y permanece unida durante toda la vida de la célula — unos 2 o 3 meses. Mientras más alta sea la glucosa en la sangre, más moléculas de hemoglobina tienen azúcar.

Una prueba de hemoglobina glucosilada determina simplemente la cantidad de azúcar unida a las moléculas de hemoglobina. Esta prueba, llamada también prueba de hemoglobina A-1C, se utiliza con mayor frecuencia para monitorizar el tratamiento de la diabetes. Puede leer más acerca de esta prueba en el capítulo 10.

## Preguntas y respuestas

### ¿Se cura la diabetes?

No. Los investigadores siguen buscando formas para prevenir y curar la diabetes, pero los médicos únicamente pueden tratar la enfermedad, no curarla.

### ¿Cuánto tiempo tiene diabetes la mayoría de las personas antes que se diagnostique?

Debido a que la diabetes tipo 1 ocurre generalmente más repentina y severamente, en general se diagnostica en unos meses. Sin embargo, la gente con diabetes tipo 2 tiene la enfermedad un promedio de 8 años antes de que se diagnostique. Las visitas regulares a su médico, que incluyen un estudio completo de sangre, pueden ayudar a prevenir que la enfermedad pase inadvertida tanto tiempo.

### ¿Se incluye siempre un análisis de azúcar en la sangre en los análisis de sangre que solicita el médico?

No. Tiene usted que solicitarlo. Durante un examen médico de rutina, le pueden practicar un análisis de azúcar en la sangre al azar que no es tan sensible como el análisis en ayunas.

### ¿Qué es hiperglucemia?

Es el término médico que se utiliza cuando el azúcar en la sangre se encuentra por arriba de lo normal — 111 mg/dL o más.

### Si tengo un pariente cercano con diabetes —uno de mis padres, hermanos o hermanas— ¿cuáles son mis probabilidades de desarrollar la enfermedad?

Por razones que no se comprenden bien, su riesgo de desarrollar diabetes varía dependiendo de si su madre o su padre tienen o han tenido diabetes. El cuadro que se muestra abajo le indica sus probabilidades de desarrollar diabetes basándose en la historia familiar.

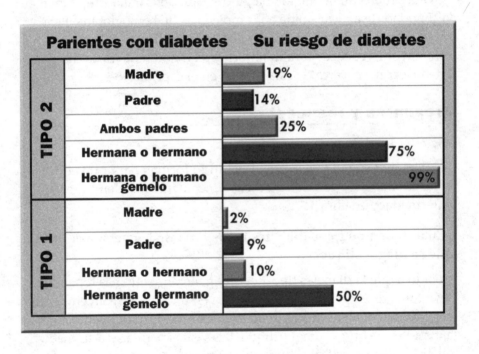

| Parientes con diabetes | Su riesgo de diabetes |
|---|---|
| **TIPO 2** Madre | 19% |
| Padre | 14% |
| Ambos padres | 25% |
| Hermana o hermano | 75% |
| Hermana o hermano gemelo | 99% |
| **TIPO 1** Madre | 2% |
| Padre | 9% |
| Hermana o hermano | 10% |
| Hermana o hermano gemelo | 50% |

## Capítulo 2

# Los peligros
# de la diabetes no controlada

L a diabetes es a menudo fácil de ignorar, especialmente en las etapas iniciales. Usted se siente bien. Su cuerpo parece estar funcionando adecuadamente. No tiene síntomas. No hay problema ¿Verdad?

Nada de eso. Mientras usted no hace nada, el exceso de azúcar (glucosa) en la sangre está constantemente erosionando la estructura de su cuerpo, amenazando muchos órganos importantes, como el corazón, nervios, ojos y riñones. Puede no sentir los efectos inmediatamente, pero eventualmente los sentirá.

Cuando usted tiene diabetes:
- Tiene una probabilidad veinte veces mayor de desarrollar enfermedad renal
- Tiene una probabilidad cuatro veces mayor de tener un ataque vascular cerebral
- Tiene una probabilidad cuatro veces mayor de quedar ciego
- Tiene una probabilidad dos a cuatro veces mayor de tener un ataque cardíaco

Los investigadores siguen avanzando en la comprensión de lo que precipita las complicaciones de la diabetes y la forma de manejarlas o prevenirlas. Varios estudios de largo plazo muestran que si usted mantiene el azúcar cerca de lo normal, puede reducir dramáticamente su riesgo de complicaciones. Inclusive si no ha controlado su azúcar en el pasado, no es demasiado tarde para empezar. En cuanto empieza usted a manejar el nivel de azúcar en la sangre, disminuye la progresión de las complicaciones que ya tiene y reduce sus probabilidades de desarrollar más problemas de salud.

## Complicaciones de corto plazo *vs.* largo plazo

La diabetes puede producir dos tipos de complicaciones:

**Urgencias médicas.** Las complicaciones de corto plazo de la diabetes son las que requieren atención inmediata. Éstas incluyen un nivel bajo de azúcar en la sangre, un nivel alto y el exceso de ácido en la sangre.

**Desarrollo de otras enfermedades.** Las complicaciones de la diabetes a largo plazo son las que se desarrollan gradualmente y que pueden ser incapacitantes o que ponen en peligro la vida. Incluyen afección de los nervios, riñones, ojos, corazón y vasos sanguíneos.

## Nivel bajo de azúcar en la sangre (hipoglucemia)

El nivel bajo de azúcar en la sangre —por debajo de 60 miligramos de glucosa por decilitro de sangre (mg/dL)— se llama hipoglucemia. Este trastorno se debe básicamente a demasiada insulina y muy poca glucosa en la sangre. El nivel bajo de azúcar en la sangre es más frecuente en las personas que se aplican insulina. La hipoglucemia puede ocurrir también en las personas que toman medicinas que aumentan la liberación o la acción de la insulina.

Su nivel de azúcar en la sangre puede disminuir por muchas razones. Algunas de las más frecuentes incluyen:

- Omitir un alimento
- Practicar ejercicio más tiempo o más vigorosamente de lo habitual
- No ajustar su medicina para acomodar los cambios en el azúcar

### ¿Cuáles son los signos y síntomas?

Los síntomas de hipoglucemia varían, dependiendo de lo bajo del nivel de azúcar en la sangre.

Los síntomas tempranos (azúcar en la sangre entre 40 y 55 mg/dL):

- Sudoración
- Temblor
- Alteraciones visuales
- Nerviosismo
- Dolor de cabeza
- Frecuencia cardíaca rápida
- Debilidad
- Hambre
- Mareo
- Irritabilidad
- Náusea
- Piel fría y húmeda

Los síntomas posteriores (azúcar en la sangre por debajo de 40 mg/dL)
- Lenguaje farfullante
- Conducta semejante a ebriedad
- Somnolencia
- Confusión

Síntomas de urgencia (azúcar en la sangre por debajo de 20 mg/dL
- Convulsiones
- Inconsciencia, que puede ser mortal

## Hipoglucemia inadvertida

Algunas personas que han tenido diabetes durante varios años no presentan síntomas tempranos de la baja de azúcar en la sangre, como temblor o nerviosismo. Esto se debe a que los cambios químicos de larga evolución de la diabetes pueden enmascarar los síntomas o evitar que ocurran.

En este trastorno, llamado hipoglucemia inadvertida, puede usted no darse cuenta de que su nivel de azúcar en la sangre es bajo hasta que aparecen los síntomas tardíos, como confusión, o lenguaje farfullante.

### ¿Qué debe hacer?

Tan pronto como se dé cuenta de que el nivel de azúcar en la sangre es bajo, coma o beba algo que aumente el nivel de azúcar rápidamente. Buenos ejemplos incluyen:
- Caramelos, equivalentes a unos cinco Salvavidas
- Un refresco normal — no dietético
- Medio vaso de jugo de fruta
- Tabletas de glucosa, tabletas de azúcar que se consiguen sin receta hechas especialmente para tratar los niveles bajos de azúcar en la sangre

Si después de 15 minutos continúa presentando síntomas, repita el tratamiento. Si no desaparecen, contacte a su médico.

Si pierde la conciencia o por alguna razón no puede deglutir, el tratamiento de elección es una inyección de glucagon, una hormona de acción rápida que estimula la liberación de azúcar en la sangre. Necesita enseñar a sus amigos cercanos y familiares la forma de aplicar la inyección en caso de urgencia. También pídales que llamen a un médico si eso no lo ayuda y no recupera usted la conciencia.

Un estuche de urgencia de glucagon incluye la medicina y una jeringa. La inyección es fácil de administrar y generalmente se aplica en el brazo, glúteo, muslo o abdomen. La medicina empieza a actuar en unos 5 minutos. Si usted recibe insulina, debe tener siempre un estuche de glucagon cerca. Mucha gente tiene varios estuches y conservan uno en cada uno de los vehículos, en casa, en el trabajo y en la bolsa o en la maleta de deportes.

## Nivel elevado de azúcar en la sangre (síndrome hiperosmolar diabético)

En este trastorno el azúcar en la sangre alcanza un nivel tan elevado que la sangre de hecho se vuelve más espesa, como jarabe. El síndrome hiperosmolar diabético (SHD) puede ocurrir con un nivel de azúcar en la sangre de 600 mg/dL o más. Las células no pueden absorber tanta azúcar, por lo que ésta pasa de la sangre a la orina. Esto precipita un proceso de filtración que extrae una cantidad tremenda de líquido del cuerpo y produce deshidratación.

El SHD es más frecuente en las personas con diabetes tipo 2, especialmente en las que no monitorizan su azúcar en la sangre o que no saben que tienen diabetes. Puede ocurrir en personas con diabetes que reciben altas dosis de esteroides o medicinas que aumentan la orina. También puede provocarse por una infección, enfermedad, estrés o consumir alcohol en exceso.

### ¿Cuáles son los signos y síntomas?
Los síntomas del SHD incluyen:

- Sed excesiva
- Aumento de orina
- Debilidad
- Calambres en las piernas

- Confusión
- Pulso rápido
- Convulsiones
- Coma

## ¿Qué debe hacer?

Verifique el nivel de azúcar en la sangre. Si es de 600 mg/dL o mayor, vea a un médico inmediatamente. El tratamiento de urgencia puede corregir el problema en unas horas. Los médicos pueden administrarle líquidos por vía intravenosa para restablecer el agua en los tejidos, e insulina de acción rápida para ayudar a las células de los tejidos a absorber la glucosa. Sin tratamiento pronto, el trastorno puede ser mortal.

# Aumento de ácidos en la sangre (cetoacidosis diabética)

La cetoacidosis diabética (CAD) ocurre cuando las células de los músculos están tan privadas de energía que el cuerpo toma medidas de emergencia y degrada la grasa. Al transformar la grasa en energía, produce ácidos tóxicos conocidos como cetonas.

La CAD es más frecuente en personas con diabetes tipo 1 y ocurre más a menudo debido a insuficiente insulina. Tal vez omitió alguna de las inyecciones o no aumentó la dosis de insulina para ajustarla a una elevación de azúcar en la sangre. El estrés extremo o las enfermedades que pueden ocurrir en personas con diabetes tipo 1 o tipo 2, pueden causar también CAD. Cuando usted desarrolla una infección, el cuerpo produce ciertas hormonas, como la adrenalina, que ayudan a combatir el problema. Desafortunadamente, estas hormonas funcionan también en contra de la insulina. Algunas veces las dos causas ocurren juntas. Usted se enferma o tiene demasiado estrés y olvida aplicarse la insulina.

En las personas que no saben que tienen diabetes, un nivel elevado de cetonas en la sangre puede ser un signo de advertencia de la enfermedad.

### ¿Cuáles son los signos y síntomas?

Al aumentar los niveles de cetonas puede usted presentar cualquiera de los siguientes síntomas, muchos de los cuales pueden confundirse con gripe:

- Respiración rápida y profunda
- Olor dulce, afrutado del aliento
- Falta de apetito
- Pérdida de peso
- Náusea
- Vómito
- Fiebre
- Dolor de estómago

- Fatiga
- Debilidad

- Confusión
- Somnolencia

## ¿Qué debe hacer?

Es buena idea determinar cetonas cuando usted está enfermo; también si se siente especialmente estresado o siempre que su azúcar en la sangre esté persistentemente por arriba de 240 mg/dL.

Puede usted comprar un estuche en la farmacia para determinación de cetonas y hacer la prueba en casa. La mayoría de estuches usa tiras tratadas con sustancias químicas que usted moja con orina. Cuando tiene cantidades elevadas de cetonas en la sangre, el exceso de cetonas se excreta en la orina. Las tiras cambian de color de acuerdo con el nivel de cetonas en la orina: bajo, moderado y alto.

Si el color de la tira corresponde a un nivel elevado de cetonas, llame a su médico inmediatamente. Si no se trata, la cetoacidosis diabética puede llevar a coma y posiblemente muerte. Probablemente necesite tratamiento, y tal vez hospitalización si:

- Ha bajado más de 5 por ciento de peso
- Tiene más de 35 respiraciones por minuto
- No puede controlar el azúcar en la sangre
- Está confuso
- Ha tenido más de un episodio de náusea y vómito

El tratamiento generalmente implica reemplazar los líquidos perdidos mediante administración intravenosa (IV). Se inyecta insulina IV, que puede combinarse con glucosa, para que el cuerpo deje de producir cetonas. Gradualmente el nivel de azúcar en la sangre regresa a lo normal. Si se ajusta el nivel de azúcar demasiado rápidamente se puede producir edema en el cerebro. Los investigadores no están seguros de la causa del edema, pero han observado que la complicación es más frecuente en niños, especialmente en aquéllos con diagnóstico reciente de diabetes.

## Daño nervioso (neuropatía)

La neuropatía es una complicación frecuente, de largo plazo, de la diabetes. Tiene usted una red intrincada de nervios que corren por el cuerpo, que conecta el cerebro con los músculos, piel y otros órganos. A través de estos nervios, el cerebro percibe el dolor, controla los músculos y lleva a cabo tareas automáticas, como la respiración y la digestión. Los niveles elevados de azúcar en la sangre pueden dañar estos delicados nervios. Se cree que el exceso de azúcar en la sangre debilita las paredes de diminutos vasos sanguíneos (capilares) que nutren los nervios.

La neuropatía diabética afecta a 6 de cada 10 personas con diabetes. Algunas veces puede ser dolorosa e incapacitante, pero con mayor frecuencia los síntomas son leves.

### ¿Cuáles son los signos y síntomas?

Hay muchas clases de daño a los nervios. El daño a los nervios que controlan los músculos puede dejarlo con músculos débiles y una marcha inestable. El daño a los nervios autonómicos puede aumentar la frecuencia cardíaca y el nivel de transpiración. En los hombres, este daño puede interferir con su capacidad para tener una erección. El daño a los nervios sensoriales puede dejar incapacidad para detectar sensaciones como dolor, calor, frío y textura.

Con mayor frecuencia, la diabetes daña los nervios sensoriales de las piernas, y menos frecuentemente de los brazos. Puede usted presentar sensaciones de hormigueo, entumecimiento, dolor o la combinación de estas sensaciones. Algunas personas tienen un dolor ardoroso que aparece y desaparece. Otras tienen un dolor intenso o molesto que se agrava en la noche. Otras describen la molestia como una sensación reptante. Los síntomas empiezan a menudo en la punta de los dedos de los pies o de las manos y gradualmente se propagan hacia arriba. Los síntomas pueden cambiar con el tiempo.

Los médicos pueden detectar a menudo el daño a los nervios sensoriales. Si, por ejemplo, los nervios de un dedo del pie están dañados, no siente el piquete de un alfiler o la vibración de un diapasón en el dedo. Si no se trata, puede perder toda la sensibilidad en el miembro afectado, con riesgo de lesionarse los pies sin darse cuenta. El cuidado de los pies es muy importante. Si ha perdido la sensibilidad en los pies y no los examina diariamente, puede no darse cuenta que tiene una cortada o una herida abierta hasta que esté infectada. El daño a los nervios del pie que lleva al desarrollo de una úlcera es la causa principal de amputaciones en las personas con diabetes. Cada año se practican casi 60 000 amputaciones en personas con diabetes.

**¿Cómo se trata?**

Un buen control del azúcar en la sangre reduce sus síntomas. Para ayudar a aliviar el dolor, su médico puede prescribir un calmante, un antidepresivo o una medicina anticonvulsiva que pueden también disminuir el dolor. Otro tratamiento para el dolor relacionado con los nervios es una crema que se puede obtener sin receta llamada capsaicina, que contiene extracto de chile. Cuando frota la crema en la piel, ayuda a bloquear las sensaciones de dolor. El alivio generalmente empieza 2 a 4 semanas después de empezar a usar la crema. Para evitar que el dolor regrese necesita aplicarse la crema diariamente. Otros tratamientos para el alivio del dolor incluyen acupuntura, biorretroinformación y técnicas de relajación.

Debido a que su sensibilidad a las temperaturas calientes y frías puede estar disminuida, es importante que no se queme cuando se bañe o cuando use un cobertor o un cojín eléctrico. También tenga cuidado de evitar el congelamiento en las temperaturas frías.

Para mayor información sobre la impotencia resultante del daño nervioso, vea el capítulo 12.

## Daño renal (nefropatía)

Dentro de los riñones hay millones de diminutos vasos sanguíneos (capilares) que filtran los desechos de la sangre y los eliminan en la orina. La diabetes puede dañar este delicado sistema de filtración, con frecuencia antes de notar algún síntoma. Más de 3 de cada 10 personas con diabetes tipo 1 eventualmente desarrollan enfermedad renal, llamada nefropatía, en comparación con 1 de cada 10 personas con diabetes tipo 2. Parte de la razón de esta diferencia es que las personas con diabetes tipo 1 desarrollan típicamente la enfermedad a una edad más joven. Mientras más tiempo tenga usted diabetes, mayor es el riesgo del daño renal.

**¿Cuáles son los signos y síntomas?**

En su etapa temprana, la enfermedad renal produce pocos síntomas. Generalmente los síntomas no aparecen hasta que el daño es extenso:

- Edema (hinchazón) en los tobillos, pies y manos
- Falta de aire

- Elevación de la presión arterial
- Confusión o dificultad para concentrarse
- Falta de apetito
- Náusea y vómito
- Piel seca y comezón
- Fatiga

### ¿Cómo se trata?

El tratamiento depende de lo avanzado de la enfermedad. En la enfermedad temprana, manteniendo el nivel de azúcar cerca de lo normal se puede evitar que el trastorno se agrave, y posiblemente mejore. Los inhibidores de la enzima convertidora de la angiotensina (ECA) —que se utilizan típicamente para tratar la presión arterial elevada y problemas cardíacos— pueden ayudar a hacer más lenta la progresión de la enfermedad renal. Otra opción es una dieta baja en proteínas, que parece reducir la carga de trabajo de los riñones. Pero consulte a su médico o dietista antes de hacer cambios en su alimentación.

El tratamiento para el daño severo, conocido como insuficiencia renal o insuficiencia renal terminal, incluye diálisis renal o un trasplante renal. Durante la diálisis renal la sangre pasa por un aparato que extrae los desechos.

La diabetes es la causa principal de insuficiencia renal en la nación. Por razones no bien conocidas, la insuficiencia renal está aumentando en ciertas razas. Es cuatro veces más frecuente en los negros que en los blancos con diabetes. Es cuatro a seis veces más frecuente en los hispanos y seis veces más frecuente en los indios americanos.

## Daño ocular (retinopatía)

La parte posterior del ojo, llamada retina, se nutre por muchos vasos sanguíneos diminutos. Estos vasos sanguíneos a menudo son los primeros en dañarse por la glucosa elevada en la sangre.

Casi todos los pacientes con diabetes tipo 1 y más de 6 de cada 10 pacientes con diabetes tipo 2 desarrollan alguna forma de daño ocular cuando han tenido diabetes durante 20 años. La mayoría de la gente presenta sólo problemas leves de la visión. En otros, los efectos son más severos, incluyendo ceguera. La diabetes es la causa principal de ceguera en los adultos de Estados Unidos. Cada año, 12 000 a 24 000 personas pierden la vista por la diabetes.

Hay dos formas de retinopatía:

**No proliferativa.** Esta forma es leve y es la más frecuente. Los vasos sanguíneos de la retina se debilitan e hinchan o desarrollan abombamientos o depósitos de grasa. Este trastorno generalmente no afecta la visión a menos que algunos de los vasos hinchados se encuentren en la pequeña porción de la retina llamada mácula, responsable de la visión más aguda.

**Proliferativa.** Cuando los diminutos vasos sanguíneos de la retina se dañan, pueden sangrar o cerrarse. Se pueden formar nuevos y frágiles vasos sanguíneos en la retina, que pueden sangrar también. Si este sangrado es intenso o si ocurre en ciertas áreas del ojo, puede oscurecer su visión. Los nuevos vasos sanguíneos pueden formar tejido cicatricial que puede empujar o jalar la retina y distorsionar la visión.

La retinopatía proliferativa puede requerir tratamiento especial de un oftalmólogo. Por lo tanto, es importante detectar la enfermedad tempranamente para que pueda ser tratada.

### ¿Cuáles son los signos y síntomas?

La enfermedad ocular temprana produce pocos o ningún síntoma. Al avanzar el daño, pueden desarrollarse los siguientes síntomas:

- "Arañas", "telarañas" o pequeñas manchas flotantes en un ojo
- Una sombra gris en el campo de la visión
- Visión borrosa
- Palabras borrosas al leer
- Una mancha oscura o vacía en el centro de la visión
- Estrías oscuras o una película roja que bloquea la visión
- Dolor ocular
- Destellos, luz o halos alrededor de los objetos
- Líneas rectas que parecen distorsionadas
- Pérdida de visión

**¿Cómo se trata?**

Los exámenes periódicos de los ojos pueden identificar los problemas tempranamente antes que ocurra daño permanente. El tratamiento puede incluir un procedimiento con láser para sellar los vasos sanguíneos débiles y evitar las fugas. En la mayoría de los casos sólo se trata un ojo a la vez. Puede usted requerir varios tratamientos, que generalmente son indoloros. Si ocurre sangrado en la parte media del ojo, puede requerir un procedimiento quirúrgico para extraer la sangre y reemplazarla con un líquido claro que permita que la luz pase hasta la retina.

Una retina desplazada o desprendida por tejido cicatricial generalmente requiere cirugía para colocarla en su lugar. Su visión puede tardar varios meses en mejorar y en algunos casos puede no restablecerse completamente.

## Afección del corazón y de los vasos sanguíneos

La diabetes aumenta dramáticamente su riesgo de desarrollar problemas carciovasculares, incluyendo:

- Dolor en el pecho (angina)
- Ataque cardíaco
- Ataque vascular cerebral
- Estrechamiento de las arterias de las piernas y del cerebro debido a mala circulación sanguínea (enfermedad vascular periférica)
- Presión arterial elevada

La diabetes puede dañar las arterias principales, incluyendo las que llevan la sangre al corazón y al cerebro. El daño favorece la formación de depósitos de grasa (placas) en las arterias. También aumenta la presión en las arterias y reduce la circulación de la sangre. La afección del corazón es la causa directa de más de 77 000 muertes cada año en las personas que tienen diabetes.

### ¿Cuáles son los signos y síntomas?

Los síntomas de la enfermedad cardíaca varían. En sus etapas tempranas, la enfermedad cardíaca a menudo no produce síntomas. Después, los signos de advertencia de un trastorno cardíaco o de los vasos sanguíneos pueden incluir:

- Falta de aire

- Dolor en el pecho, mandíbula o brazo

- Fatiga y debilidad

- Edema (hinchazón)

- Mareo

- Latidos cardíacos rápidos o irregulares (palpitaciones)

- Transpiración excesiva

Las personas con diabetes están en riesgo especial de ataques cardíacos silenciosos (asintomáticos) — ataques cardíacos sin los síntomas típicos. La diabetes puede dañar los nervios que transmiten el dolor del pecho, que acompaña típicamente a un ataque cardíaco. Sin la sensación de dolor, la gente no está consciente de que está teniendo un ataque cardíaco.

### ¿Cómo se trata?

Muchas formas de enfermedad cardíaca se tratan con medicinas para evitar que se agraven los síntomas. Si usted tiene acumulación de placas en las arterias, su médico puede recomendar un procedimiento (angioplastía) para abrir las arterias. Algunas veces se requiere cirugía para derivar las arterias obstruidas del corazón.

Otras medidas importantes que pueden ayudar a reducir sus síntomas y evitar que se agrave su problema incluyen una alimentación saludable, más ejercicio, dejar de fumar y, si tiene sobrepeso, bajar de peso.

## Aumento del riesgo de infecciones

El aumento de glucosa en la sangre altera la función de las células inmunes para combatir los gérmenes y bacterias, colocándolo en un mayor riesgo de infección. La boca, encías, pulmones, piel, pies, vejiga y área genital son sitios frecuentes de infección

El aumento de glucosa en la sangre puede dañar también los nervios que lo alertarían contra una posible infección. Un ejemplo es la vejiga. El daño a los nervios que controlan las sensaciones de la vejiga puede no alertarlo de que está llena. Como resultado de la constante distensión, la vejiga puede perder su tono muscular y su capacidad para vaciarse completamente. Las bacterias pueden crecer en la orina remanente y causar una infección.

### ¿Cuáles son los signos y síntomas?

Los síntomas de infección varían, dependiendo de su localización. Es frecuente la febrícula en muchas infecciones. Si la infección está en las encías, puede presentar encías enrojecidas y sangrantes. Una infección en la vejiga causa típicamente orina frecuente, urgencia para orinar y una sensación de ardor al orinar. Un síntoma frecuente de una infección vaginal es comezón en el área genital. En una herida en un pie, el enrojecimiento alrededor del sitio de la lesión o la acumulación de pus son a menudo signos de infección.

### ¿Cómo se trata?

El tratamiento más frecuente de una infección bacteriana es un antibiótico para dar muerte al microorganismo invasor. En caso de una infección severa, como una lesión en un pie, su médico puede practicar un procedimiento para limpiar el área lesionada y extirpar el tejido infectado.

Puede reducir el riesgo de afección de las encías cepillándose los dientes y usando hilo dental regularmente. Puede reducir el riesgo de infección de la vejiga yendo al baño regularmente y asegurándose que vacía la vejiga.

## Cómo prevenir complicaciones

Los estudios a largo plazo están ayudando a los médicos a comprender mejor la relación entre los niveles de azúcar en la sangre y el riesgo de complicaciones. Uno de los descubrimientos más importantes, confirmado por varios estudios, es que un control estricto del azúcar —manteniendo el azúcar en la sangre dentro de un rango normal o casi normal— puede disminuir dramáticamente el riesgo de muchas de las complicaciones que acabamos de discutir.

### Estudio del Control de la Diabetes y las Complicaciones (DCCT)

Entre 1983 y 1993 se llevó a cabo el Estudio del Control de la Diabetes y las Complicaciones (DCCT), un estudio de 10 años del

Instituto Nacional de Diabetes y Enfermedades Digestivas y Renales de EUA. Debido a que sus resultados fueron tan decisivos, sus hallazgos se publicaron un año antes para permitir a las personas con diabetes aprovechar la nueva información: Un control estricto del azúcar en la sangre puede reducir el riesgo de muchas complicaciones por lo menos un 50 por ciento.

El estudio incluyó 1 441 voluntarios con diabetes tipo 1. Los voluntarios fueron distribuidos en forma aleatoria a recibir tratamiento convencional o a lo que los investigadores llamaron tratamiento intensivo.

El grupo convencional se aplicó una o dos inyecciones de insulina al día y no siguió un programa específico para determinar el azúcar en la sangre o mantenerla dentro de ciertos límites. El grupo de tratamiento intensivo se aplicó tres a cinco inyecciones de insulina al día o utilizó bombas de infusión continua de insulina. Su objetivo fue mantener su azúcar tan cerca de lo normal como fuera posible — entre 80 y 120 mg/dL. Este grupo determinó su azúcar en la sangre cuatro a siete veces al día y ajustó su dosis de insulina según fuera necesario. También trabajó estrechamente con sus médicos, enfermeras y dietistas, quienes ayudaron a afinar el tratamiento.

Los pacientes del programa convencional tuvieron un promedio de glucosa en sangre de 231 mg/dL, en comparación con 155 mg/dL para el grupo de tratamiento intensivo. Y pronto se hizo evidente que un mejor control de la glucosa se tradujo en menos complicaciones. Menos pacientes del grupo de tratamiento intensivo presentaron complicaciones importantes, como daño ocular o nervioso, que los que recibieron tratamiento convencional.

Este estudio no incluyó pacientes con diabetes tipo 2, pero los investigadores consideran que los resultados podrían aplicarse también a los pacientes con enfermedad tipo 2.

**Estudio Prospectivo de Diabetes del Reino Unido (UKPDS)**
Entre 1977 y 1991 el estudio Prospectivo de Diabetes del Reino Unido (UKPDS) incluyó 5 102 pacientes con diabetes tipo 2 recientemente diagnosticad. Los participantes fueron seguidos un promedio de 10 años. Los resultados mostraron que, en forma global, los pacientes que trataron de mantener su glucosa en un nivel normal tuvieron una cuarta parte menos de complicaciones

de los ojos, riñones y nervios. El mejor control del azúcar y de la presión arterial llevó también a una disminución del riesgo de enfermedad cardíaca.

### Estudio de Kumamoto

El estudio de Kumamoto fue un estudio de 8 años que incluyó 110 pacientes en Japón con diabetes tipo 2 que no tenían sobrepeso. Los miembros del grupo recibieron inyecciones diarias de insulina, y un grupo siguió un programa de tratamiento intensivo con insulina. En comparación con los pacientes del programa convencional, los que recibieron el tratamiento intensivo con insulina presentaron retraso en el inicio y progresión de las complicaciones oculares, renales y nerviosas.

## Preguntas y respuestas

**Si presento coma diabético y no hay nadie cerca para ayudarme, ¿puedo eventualmente recuperarme?**

Un trastorno comatoso puede ser resultado de un nivel de azúcar peligrosamente alto o bajo. Recuperar la conciencia sin ayuda depende de muchos factores, incluyendo lo elevado o lo bajo del nivel de azúcar y del tiempo que ha pasado desde el último alimento o la última inyección de insulina.

Si usted vive solo o está solo gran parte del día, pida a familiares o amigos que lo llamen si un día no va a trabajar o periódicamente. Puede parecer una molestia, pero estas personas a menudo están felices de ayudarlo y pueden inclusive salvar su vida.

**Si me encuentro a alguien que sé que tiene diabetes y parece estar en coma, ¿cómo sé si su azúcar está demasiado alta o demasiado baja?**

No hay forma en que usted pueda saberlo. El mejor plan de acción es suponer que el azúcar está demasiado baja y aplicar a la persona una inyección de glucagon. O si la persona está lo suficientemente consciente, darle de comer o de beber algo que tenga mucha azúcar. Si el individuo no responde en 1 o 2 minutos, pida asistencia médica de urgencia. Si el coma es resultado de un nivel sumamente elevado de azúcar, una inyección de glucagon no coloca a la persona en un mayor peligro.

**¿Las personas con diabetes que tienen un ataque cardíaco tienen mayor probabilidad de morir que las víctimas de un ataque cardíaco que no tienen diabetes?**

Sí, el riesgo de muerte después de un ataque cardíaco es mayor en las personas con diabetes. Un estudio muestra que aproximadamente 6 años después de un ataque cardíaco, la tasa de supervivencia es aproximadamente 50 por ciento para los hombres y 40 por ciento para las mujeres con diabetes, en comparación con tasas de supervivencia de 70 por ciento en hombres y 75 por ciento en mujeres sin diabetes.

La gente con diabetes tiene mayor probabilidad de tener la presión arterial elevada y el colesterol alto, lo cual aumenta el daño a las arterias que llevan oxígeno al corazón (arterias coronarias), causando un ataque más severo. Además, la gente con diabetes tiene menos probabilidad de presentar los síntomas típicos de un ataque cardíaco, por lo que pueden no buscar atención médica rápidamente.

**¿Pueden los niños con diabetes tener un ataque cardíaco?**

Generalmente no. Aunque las personas con diabetes tipo 1 generalmente desarrollan la enfermedad siendo niños, tienden a no presentar enfermedad cardíaca sino hasta que son adultos. Sin embargo, la diabetes es la causa principal de ataques cardíacos en este país en las personas menores de 30 años.

**¿Qué probabilidades tengo de ya tener daño ocular cuando me diagnostican la diabetes?**

Aproximadamente 2 de cada 10 personas con diabetes tipo 2 tienen retinopatía cuando se les diagnostica la diabetes. Aunque este daño inicial puede ser mínimo y no interferir con la visión normal, aumenta su susceptibilidad a enfermedad ocular más severa. Debido a que la diabetes tipo 1 se desarrolla más rápidamente, el porcentaje de personas con retinopatía no es tan alto. Sin embargo, la mayoría de la gente con diabetes tipo 1 desarrolla eventualmente problemas de la visión.

# Parte 2

*Cómo tomar las riendas*

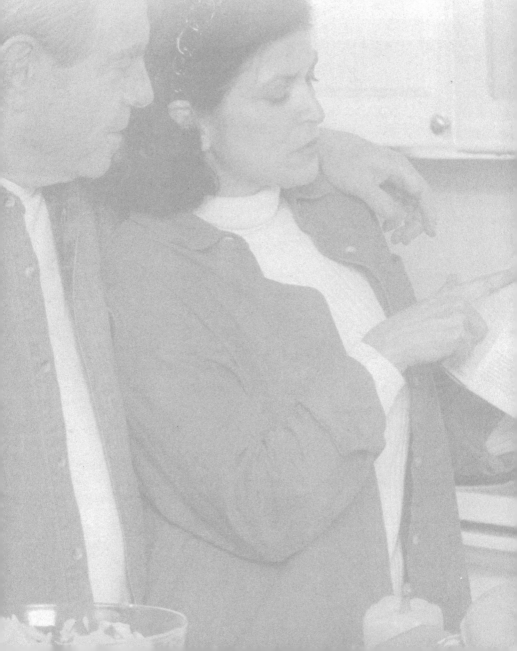

## Capítulo 3

# Cómo vigilar los niveles de azúcar en la sangre

Control. Esta palabra aparece una y otra vez, y por una buena razón. Si tiene diabetes, controlar el nivel de azúcar (glucosa) en la sangre es lo más importante que puede hacer para sentirse mejor y prevenir las complicaciones a largo plazo.

Pero, ¿cómo logra el control? Los pilares del control de la diabetes son:

- Vigilar el azúcar en la sangre
- Seguir una alimentación saludable
- Permanecer activo
- Mantener un peso saludable
- Utilizar los medicamentos apropiadamente cuando es necesario

En este capítulo nos enfocamos en el primero de estos comportamientos. Vigilar el azúcar en la sangre es esencial porque para controlar el azúcar debe saber cómo se encuentra. La monitorización es la única forma de saber si está logrando sus objetivos de tratamiento. Como dijo un hombre con diabetes, "No tener noticias, no son buenas noticias si se es diabético. Mientras más conozcamos respecto de nuestro problema, mejor estaremos".

Si le acaban de diagnosticar diabetes, o si su tratamiento ha cambiado, la monitorización puede parecer abrumadora al principio. Puede sentir enojo, disgusto o temor por tener diabetes. Puede sentir ansiedad respecto de las pruebas — temor de que se apoderen de su vida, que sean dolorosas o molestas. Estos sentimientos son normales. Pero cuando aprenda a determinar el azúcar en su sangre y comprenda la forma en que las pruebas regulares pueden ayudarlo, se sentirá más a gusto practicando el procedimiento y con un mayor control de su enfermedad.

## Conozca sus objetivos

Usted quiere que el azúcar permanezca dentro de un rango deseable — no demasiado alto ni demasiado bajo. Este rango a menudo es mencionado como su rango deseable o su objetivo de glucosa en sangre. El rango normal de la glucosa en sangre antes de comer es de 70 a 110 miligramos por decilitro (mg/dL). En forma ideal, éste es el nivel en el que usted quiere mantener su azúcar. Pero no es realista para la mayoría de las personas con diabetes. En su lugar, su enfoque puede ser un rango cercano al normal.

Su médico lo ayudará a determinar los objetivos deseables de los niveles del azúcar. Debido a que el nivel de azúcar en la sangre se eleva normalmente después de un alimento, su objetivo después de los alimentos será diferente que antes de los alimentos. Su objetivo antes de acostarse puede ser también diferente que durante el día. Para determinar sus objetivos, su médico toma en cuenta varios factores, incluyendo su edad, si tiene complicaciones relacionadas con la diabetes u otros trastornos médicos y si reconoce cuando el nivel de azúcar es bajo. Reconocer los síntomas del nivel bajo de azúcar (hipoglucemia) es importante porque si el azúcar disminuye demasiado, puede perder la conciencia o tener una convulsión, lo que puede ser peligroso.

En los adultos más jóvenes que no tienen complicaciones de la diabetes y que pueden reconocer fácilmente los síntomas de hipoglucemia, un objetivo típico antes de los alimentos es 80 a 120 mg/dL. En los niños el rango es a menudo de 70 a 120 mg/dL. Aproximadamente 1 $1/2$ a 2 horas después de los alimentos —cuando el azúcar en la sangre se encuentra más elevada— su objetivo puede ser mantener el nivel de azúcar por debajo de 180 mg/dL. En los adultos mayores que tienen complicaciones de su enfermedad, o en las personas que tienen dificultad para reconocer los síntomas de hipoglucemia, los objetivos son a menudo más altos. Su objetivo antes de los alimentos puede ser entre 100 y 140 mg/dL; y después de los alimentos, menos de 200 mg/dL.

## Cuándo realizar las pruebas

La frecuencia de las pruebas de azúcar en la sangre y la hora del día en que se practican dependen del tipo de diabetes que usted tiene y su plan de tratamiento.

Si se aplica insulina, debe practicar pruebas frecuentemente, por lo menos dos y de preferencia tres o cuatro veces al día. Algunas personas determinan el azúcar en la sangre cinco o seis veces al día. Las pruebas se practican normalmente antes de los alimentos y al acostarse — en otras palabras, cuando no ha comido durante 4 horas o más. Es mejor determinar el azúcar en la sangre inmediatamente antes de aplicarse la inyección de insulina. En algunas circunstancias puede ser necesario hacer la prueba después de un alimento.

Muchas personas que utilizan insulina de acción rápida determinan el azúcar 1 $1/2$ a 2 horas después de los alimentos, para saber si la insulina está funcionando adecuadamente y manteneniendo su azúcar dentro de su objetivo. Un cambio en su rutina puede ser otra razón para determinar el azúcar en la sangre, especialmente si tiene usted diabetes tipo 1. Esto puede incluir más ejercicio del habitual, comer menos o viajar. Circunstancias especiales, incluyendo el embarazo o alguna enfermedad, pueden también requerir más pruebas.

En las personas con diabetes tipo 2 que no usan insulina, la frecuencia de las pruebas es más variable. Puede determinar el azúcar tan a menudo como sea necesario para mantener un buen control. En algunas personas esto puede significar una prueba diaria, mientras que para otras puede ser dos veces por semana. En general, las personas que pueden controlar el azúcar con dieta y ejercicio, sin usar medicamentos, no necesitan hacer pruebas de azúcar en la sangre tan a menudo.

Su médico o su educador en diabetes puede ayudarlo a determinar un programa de monitorización adecuado para usted.

## Instrumentos que necesita

La prueba de azúcar en la sangre es un proceso rápido y sencillo que generalmente tarda menos de 2 minutos.
Esto es lo que usted necesita:

**Una lanceta.** Una lanceta es una aguja pequeña para picar la piel del dedo y obtener una gota de sangre. Las lancetas con resorte generalmente duelen menos.

**Tiras reactivas.** Las tiras reactivas son tiras tratadas químicamente en las que usted coloca la sangre del dedo. En los modelos antiguos la tira se inserta después que la sangre se aplica a la tira.

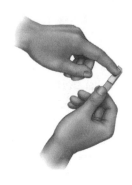

**Monitor de glucosa.** Un monitor para la glucosa, llamado también glucómetro, es un pequeño dispositivo computarizado que determina y señala el nivel de azúcar en la sangre.

### Cómo realizar la prueba

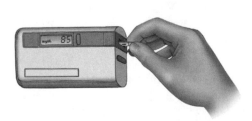

Antes de picar el dedo, lávese las manos con jabón y agua tibia. Séquelas bien. No use alcohol para limpiar el dedo porque puede alterar los resultados. Tome una tira del contenedor y tápelo inmediatamente para evitar que se dañen las tiras. Con una lanceta, puncione un lado del dedo, no la punta, para que no tenga puntos dolorosos en la parte del dedo que usa más frecuentemente. (Las yemas de los dedos tienen más terminaciones nerviosas). Rote los sitios en que punciona los dedos. Cuando obtenga una gota de sangre, aplíquela a la tira y espere la lectura. En unos segundos el glucómetro señala el nivel de azúcar en la sangre en una pantalla.

### Cómo obtener una buena lectura

Los monitores de glucosa generalmente son exactos y precisos. El error humano, más que un aparato que no funciona bien, es la causa más probable de una lectura inexacta. Para asegurar resultados precisos, siga cada uno de los pasos cuidadosamente. Los problemas que pueden llevar a una lectura imprecisa incluyen:

- No aplicar suficiente sangre a la tira reactiva
- Agregar más sangre a la tira reactiva después de aplicar la primera gota
- Alcohol, suciedad u otras sustancias en el dedo
- Tiras reactivas dañadas o caducadas
- Un glucómetro dañado
- Un glucómetro sucio, especialmente la ventana para la prueba

# Cómo seleccionar el glucómetro adecuado

Los glucómetros vienen en muchas formas con diferentes características. ¿Cómo saber cuál es el dispositivo adecuado para usted? Su educador en diabetes o su médico pueden recomendarle un glucómetro específico o lo pueden ayudar a seleccionar uno. También recuerde que algunos planes de salud requieren que sus participantes utilicen determinados glucómetros.

Al seleccionar un glucómetro, considere estos factores:

**Costo.** La mayoría de planes de seguros, así como Medicare, cubren el costo de un glucómetro y de las tiras reactivas. Pero algunos planes limitan el número total de tiras reactivas permitidas. Los glucómetros varían en precio entre 30 y 150 dólares o más. El mismo glucómetro puede diferir en precio hasta 50 dólares, por lo que debe buscar antes de comprar.

Las tiras reactivas son la parte más costosa de la monitorización. Generalmente una caja con 50 tiras cuesta 30 a 40 dólares. Las tiras reactivas que se empacan individualmente tienden a ser más costosas, pero podría no utilizar todas las tiras de la caja antes de la fecha de caducidad, o después de 90 días de abrir la caja. Piense cuál tipo de tira reactiva tiene un mejor costo-beneficio para usted.

**Facilidad de uso y mantenimiento.** Algunos glucómetros son más fáciles de utilizar que otros. ¿Se pueden sostener cómodamente los glucómetros y las tiras reactivas? ¿Puede ver fácilmente los número en la pantalla? ¿Qué tan fácil es aplicar la sangre en las tiras reactivas? Pregunte cómo está calibrado el glucómetro, esto es, cómo está regulado para las tiras reactivas que usted va a usar. ¿Qué tan a menudo tiene que recalibrar el glucómetro? ¿Con qué frecuencia tiene que cambiar las baterías?

**Características especiales.** Muchos glucómetros están diseñados para necesidades específicas. Algunos glucómetros son más grandes, con tiras reactivas más fáciles de manejar. Algunas tiras atraen la sangre del dedo en lugar de requerir que usted coloque una gota de sangre en ellas. Para los niños, hay glucómetros de colores que proporcionan una lectura más rápida. Las personas con deterioro visual pueden comprar un glucómetro con una pantalla grande o un glucómetro de voz.

También considere la forma en que el glucómetro guarda y recupera la información. Algunos pueden guardar toda la información que usted escribiría normalmente en un diario, como la hora y la fecha de una prueba, el resultado y las tendencias a través del tiempo. Puede inclusive bajar esta información a una computadora para registrar el manejo de su diabetes.

• Un glucómetro que no está a temperatura ambiente
• Un glucómetro no codificado para las tiras reactivas

Su médico, enfermera o educador en diabetes le indicarán que determine el azúcar en la sangre al mismo tiempo que le toman sangre para pruebas de laboratorio. En esa forma puede comparar la lectura que usted obtiene con los resultados del laboratorio. Los

---

## ¿Está obteniendo resultados de calidad?

Para hacer una prueba de control de calidad, siga el procedimiento normal de la prueba en la sangre, pero use una solución de control en lugar de sangre. Estas soluciones se encuentran en la mayoría de las farmacias y vienen en tres rangos: alto, normal o bajo. Pregunte a su educador en diabetes qué solución utilizar.

Los valores aceptables para la prueba de control se encuentran en el inserto que viene con la solución de control o con las tiras reactivas. Si los resultados de su prueba de control no se encuentran dentro de los límites aceptables, haga lo siguiente:

**Verifique las tiras.** Deseche las tiras dañadas o caducas.

**Verifique la solución de control.** Confirme la fecha de caducidad y use una solución fresca, si es necesario.

**Verifique el glucómetro.** Asegúrese que la guía de la tira y la ventana de la prueba están limpias. Siga las instrucciones del fabricante para limpiarlas. Reemplace las baterías si están bajas.

**Verifique la calibración (escala de medición) del glucómetro.** Algunos glucómetros están calibrados en la fábrica y tienen una tira o paleta de verificación que se inserta para verificar la calibración. Otros están calibrados para cada una de las cajas de tiras reactivas. Asegúrese que utiliza las tiras calibradas para su glucómetro. Si está indicado, asegúrese que el número de código del glucómetro coincide con el número de código de la caja de tiras reactivas.

Después de corregir los posibles problemas, repita la prueba de control. Si los resultados son todavía inaceptables, hable con su educador en diabetes o llame al fabricante.

Si es posible, haga una prueba de control de calidad cada semana. Es también una buena idea hacer la prueba cuando empieza una caja nueva de tiras reactivas, cuando calibra el glucómetro o carga las baterías.

resultados del glucómetro no deben ser diferentes más del 15 por ciento.

Es también buena idea practicar periódicamente una prueba de control de calidad de su equipo y de la técnica. (Vea "¿Está obteniendo resultados de calidad?").

## Cómo registrar los resultados

Además de proporcionar una determinación inmediata del azúcar en la sangre, la monitorización puede ayudarlo a valorar su progreso en el manejo de la diabetes. Cada vez que practica una prueba de sangre, registre sus resultados. La información ayuda a valorar la forma en que el alimento, la actividad física, los medicamentos y otros factores afectan el azúcar en la sangre. Al detectar patrones empieza usted a comprender la forma en que sus actividades diarias afectan su nivel de azúcar en la sangre. Esto lo coloca en una mejor posición para manejar su diabetes día a día e inclusive hora a hora.

Su vida no es la misma de un día al siguiente. Algunos días practica más ejercicio o come menos. Puede estar enfermo o tener problemas en el trabajo o en la casa. Estos cambios afectan el nivel de azúcar en la sangre. Con un registro preciso de los eventos diarios y de sus niveles de azúcar en la sangre, encontrará áreas problemáticas y estará en una mejor posición para mantener un buen control.

Con la información que usted obtiene puede anticipar problemas. Puede planear con anticipación los cambios en su rutina que afectarán el azúcar en su sangre, como viajes, comer fuera o trabajar horas extra.

Su educador en diabetes o su médico pueden haberle proporcionado una libreta para registrar sus resultados. Si no es así, puede utilizar cualquier tipo de cuaderno. Puede guardar también sus resultados en la computadora. Hay muchos programas para registro y seguimiento de los niveles de azúcar en la sangre. Cada vez que usted determina el azúcar en la sangre, escriba:

- La fecha y la hora
- El resultado de la prueba
- El tipo y dosificación del medicamento que está tomando.

Puede incluir más información que pueda ayudar a explicar una desviación de su nivel normal de azúcar:

- Un cambio en su dieta, como una cena de cumpleaños, comer en un restaurante o comer más de lo habitual
- Un cambio en su nivel de ejercicio o actividad
- Excitación o estrés inusual
- Una enfermedad
- Una reacción a la insulina

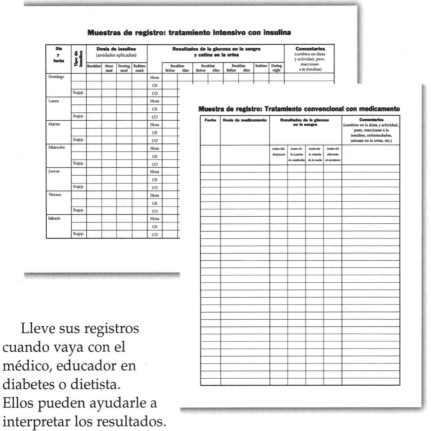

Lleve sus registros cuando vaya con el médico, educador en diabetes o dietista. Ellos pueden ayudarle a interpretar los resultados. Con base en la información que usted tiene, su médico puede ayudarlo a hacer cambios en sus medicamentos y estilo de vida. Mientras más completos sean los registros, más útiles serán.

## Factores que afectan el azúcar en la sangre

La cantidad de azúcar en la sangre varía continuamente. Esto se debe a que muchos factores afectan la forma en que el cuerpo

## Cifras mágicas

Cuando usted practica las pruebas y registra el nivel de azúcar frecuentemente, es fácil quedar atrapado en un juego de números. Los números adecuados equivalen al éxito, mientras que los números inadecuados representan el fracaso. Puede usted terminar sintiéndose molesto, confuso, enojado, frustrado o desanimado por los resultados del azúcar en la sangre. Es fácil juzgar por los números. Buenos números, buena persona — malos números, mala persona.

También es fácil obsesionarse con las pruebas y los resultados. Si usted es del tipo perfeccionista u obsesivo, puede exagerar su esmero con todos los números y registros involucrados en la monitorización del azúcar.

No hay nada mágico en estos números. No son un juicio de usted como persona. Son un instrumento para ayudarlo a saber qué tan bien está funcionando su plan de tratamiento. Sus resultados pueden indicarle si necesita cambios en su tratamiento. Independientemente de lo bien que esté siguiendo su plan, los niveles de azúcar en la sangre no serán perfectos todo el tiempo. Algunas veces las lecturas "malas" suceden sin razón aparente.

metaboliza el alimento en azúcar y cómo utiliza el azúcar. La autovigilancia lo ayuda a saber lo que hace que su nivel de azúcar aumente y disminuya para hacer los ajustes necesarios en su tratamiento. También puede ayudarlo a entender por qué su nivel de azúcar puede ser diferente de un día a otro o de una hora a otra.

### Alimento

El alimento aumenta el nivel de azúcar en la sangre. Una a dos horas después de un alimento su azúcar se encuentra en su nivel más elevado, luego empieza a disminuir. Lo que usted come, la cantidad de alimento que consume y la hora en que come afectan el nivel de azúcar en la sangre.

Trate de ser consistente día a día en la hora en que come y en la cantidad de alimento que consume. Al controlar la hora y la cantidad de alimento, controla las veces que su azúcar es más alta, como por ejemplo después de los alimentos. También controla la elevación del azúcar. Si come demasiado, su azúcar será más alta de lo habitual. Demasiado poco alimento puede disminuir el azúcar más de lo habitual. Si se aplica insulina, esto podría ponerlo en riesgo de hipoglucemia (vea página 22).

También es importante comprender que diferentes alimentos tienen un efecto diferente sobre el azúcar en la sangre. Los alimentos contienen carbohidratos, proteínas y grasas. Los tres aumentan el azúcar en la sangre, pero los carbohidratos tienen el efecto más notorio. Inclusive dentro del grupo de los carbohidratos, diferentes tipos tienen diferentes efectos sobre el azúcar en la sangre.

### El hígado

El azúcar se almacena en el hígado en una forma llamada glucógeno. El hígado produce también azúcar nuevo a partir de otras sustancias, como proteínas y grasas. Cuando los niveles de azúcar en la sangre disminuyen, el hígado degrada el glucógeno y lo libera a la sangre. Esto generalmente sucede cuando usted no ha comido durante un tiempo. El proceso continuo de almacenar y liberar azúcar causa fluctuaciones naturales en el nivel de azúcar en la sangre.

### Ejercicio y actividad

Típicamente el ejercicio y la actividad física disminuyen el nivel de azúcar de la sangre. Con ayuda de la insulina, el ejercicio favorece la transferencia de azúcar de la sangre a las células, en donde se utiliza para obtener energía. Mientras más ejercicio haga, más azúcar utiliza y más rápidamente es transportada a las células, disminuyendo así la cantidad de azúcar de la sangre. El ejercicio reduce también la resistencia a la insulina, haciendo que las células acepten más la insulina.

El ejercicio puede disminuir el azúcar en la sangre durante varias horas, y algunas veces excesivamente. Algunas personas encuentran que la actividad vigorosa disminuye su azúcar durante 1 o 2 días. Por eso siempre es prudente estar preparado para una baja de azúcar durante y después del ejercicio.

Aunque es poco frecuente, algunas veces el ejercicio tiene el efecto contrario — aumenta el azúcar en la sangre. Esto sucede generalmente si su azúcar está muy alta al empezar — típicamente más de 300 mg/dL. Cuando el azúcar en la sangre está así de alta, el ejercicio hace que su cuerpo libere o produzca más azúcar, sin que haya insulina suficiente para utilizarla. Si se aplica insulina, un aumento de azúcar puede suceder también si su nivel de insulina es muy bajo cuando empieza el ejercicio. Hasta que conozca cómo responde su cuerpo al ejercicio, debe hacer pruebas de azúcar en la sangre antes y después del ejercicio, y de nuevo varias horas después.

La actividad física como las tareas de la casa, el trabajo en el jardín o estar todo el día de pie y caminando afectan también el azúcar. Generalmente, mientras más activo sea, más baja será su azúcar. En forma similar al ejercicio, la actividad física favorece el gasto de energía. Debe vigilar su nivel de azúcar y hacer ajustes en sus medicamentos para adaptarlos al nivel de actividad, especialmente si se desvía de la rutina normal.

## Medicamentos

La insulina y los medicamentos orales para la diabetes disminuyen el nivel de azúcar en la sangre. La hora del día en que toma sus medicamentos y la dosis tienen relación con la disminución del azúcar. Si su medicamento está disminuyendo demasiado el azúcar, o no lo suficiente, su médico puede necesitar ajustar las dosis.

Los medicamentos que se toman por otros motivos pueden afectar también el azúcar. Siempre que le prescriban un nuevo fármaco para un problema de salud, asegúrese que su médico sabe que tiene usted diabetes y pregunte si el medicamento puede alterar su nivel de azúcar en la sangre.

Sin embargo, es posible que necesite tomar un medicamento que afecta el azúcar debido a sus beneficios para tratar otro problema de salud. Si está consciente de sus efectos y sigue unas simples precauciones, como aumentar la vigilancia del azúcar, puede evitar cambios significativos en los niveles de azúcar. Si el medicamento le hace más difícil controlar el azúcar, contacte a su médico.

## Enfermedades

El estrés físico de un resfriado, influenza o alguna otra enfermedad, especialmente una infección bacteriana, hace que el cuerpo produzca hormonas que aumentan el azúcar. Los traumatismos o una enfermedad mayor como un ataque cardíaco pueden también aumentar el azúcar. El azúcar adicional ayuda a favorecer la curación. Pero en las personas que tienen diabetes, más azúcar puede ser un problema. Cuando está enfermo, es importante vigilar frecuentemente el azúcar en la sangre.

**Alcohol**

El alcohol impide que el hígado libere azúcar y puede aumentar el riesgo de que el azúcar disminuya demasiado. Si usted se aplica insulina o toma medicamentos orales para la diabetes, tiene riesgo de presentar hipoglucemia cuando consume alcohol — inclusive sólo 2 onzas (unas dos bebidas). Si usted consume alcohol, beba con moderación. Para evitar que su azúcar disminuya demasiado, nunca beba con el estómago vacío o si su azúcar se encuentra en un nivel bajo.

Con menos frecuencia el alcohol puede hacer lo contrario — que el azúcar aumente. El aumento se debe al número elevado de calorías del alcohol. Vigile el azúcar en la sangre antes y después de consumir alcohol para saber la respuesta de su cuerpo.

## Cuando los resultados de las pruebas señalan un problema

Un patrón que debe vigilarse son las cifras de azúcar en la sangre persistentemente por arriba o por abajo de sus objetivos. Esto podría indicar que su medicamento necesita ajustarse o, si no está tomando medicamento, que la dieta y el ejercicio no son suficientes para controlar el azúcar. Las cifras de azúcar persistentemente altas o bajas pueden indicar también una complicación de la diabetes.

Tener niveles de azúcar altos o bajos de vez en cuando —especialmente si puede identificar la razón— no es razón para alarmarse. Sin embargo, las lecturas altas o bajas frecuentes y sin explicación requieren atención médica.

Llame a su médico si:
- Su azúcar está persistentemente por encima de 300 mg/dL.
- Las cifras de azúcar están persistentemente por arriba o por abajo de sus objetivos.
- El azúcar en la sangre es mayor de 250 mg/dL por más de 24 horas durante una enfermedad.
- Tiene niveles bajos de azúcar repetidamente.

## Nuevas tecnologías

Puncionar el dedo con una lanceta varias veces al día no es agradable. Puede ser molesto y doloroso. Es una de las razones por la que mucha gente no se hace pruebas tan a menudo como debiera.

Afortunadamente, los dispositivos para picar y los glucómetros están mejorando continuamente. Se dispone ya o se encuentran en desarrollo dispositivos menos invasores y más rápidos.

### Dispositivos especializados para puncionar

Algunas lancetas pueden ajustarse a diversas profundidades de la punción para acomodarse a las diferencias en el espesor de la piel. Puede también comprar un dispositivo sin aguja que utiliza un rayo láser para romper la piel del dedo. Sin embargo, el producto es caro y puede todavía causar cierta molestia.

### Nuevos glucómetros

Los avances en la monitorización incluyen:

**Lanceta y monitor integrados.** Éste es un dispositivo que usa una gota de sangre obtenida del brazo o del muslo; debido a que hay menos terminaciones nerviosas en estas áreas, la punción es menos dolorosa. El dispositivo requiere menos sangre.

**Monitor de reloj de pulsera.** Se usa un monitor de reloj de pulsera en la muñeca. Detecta los niveles de azúcar en la sangre a través de la piel. Las lecturas se toman cada 20 minutos, utilizando una corriente eléctrica de bajo nivel para extraer líquido debajo de la piel y enviarlo a un sensor en la parte posterior del reloj. Si su nivel de azúcar aumenta o disminuye demasiado se activa una alarma. Sin embargo, se requiere todavía pruebas en el dedo por lo menos cada 12 horas para calibrar el monitor.

**Otras tecnologías.** Un tipo de sistema de monitorización que se está desarrollando implica un parche en el brazo durante varios minutos. El parche extrae glucosa del líquido en la piel, y los resultados se leen con un medidor portátil.

También se encuentra en desarrollo un glucómetro que se implanta debajo de la piel en la parte inferior del pecho o en la parte superior del abdomen. El sensor mide el nivel de glucosa y transmite la información a un dispositivo semejante a un localizador que se lleva fuera del cuerpo.

Otra tecnología en desarrollo utiliza rayos infrarrojos para determinar el nivel de azúcar en la sangre. La luz pasa a través de tejido lleno de pequeños vasos sanguíneos, como el lóbulo de la oreja o la yema del dedo, y extrapola los datos del azúcar en la sangre basándose en la concentración de azúcar en el tejido.

## Cómo superar los obstáculos para practicar las pruebas

A pesar de sus ventajas, mucha gente con diabetes no practica pruebas de azúcar en la sangre con la frecuencia necesaria — o nunca. Hay muchas razones:

**Costo.** Muchas compañías de artículos para diabetes los ofrecen a bajo costo o sin costo. Además, muchas compañías que manufacturan medicamentos para la diabetes tienen programas de asistencia para los pacientes. Si el costo es un factor para usted, hable con su médico o con su educador en diabetes. Ellos pueden conocer algún programa local o nacional que pueda ayudarlo a sufragar sus gastos.

**Acceso limitado a la atención de calidad.** Muchas poblaciones, ciudades y estados tienen servicios específicos para las personas con problemas de acceso a la atención de la salud. Si llegar a un centro médico es un problema, podría usted verificar con el departamento de salud del condado o del estado los servicios de atención de la salud disponibles.

**Falta de información o percepciones equivocadas.** Algunas personas simplemente no conocen los beneficios de la monitorización del azúcar en la sangre y creen que no hay nada que puedan hacer para mejorar su enfermedad. Una de las mejores armas para manejar la diabetes es la educación. Conozca lo más que pueda de su enfermedad.

**Temor.** Si usted tiene temor de las molestias de las punciones en el dedo, recuerde que las nuevas lancetas producen menos dolor. No debe tener temor de verificar su azúcar en público. Con el aumento en el número de personas con diabetes, la vigilancia del azúcar en la sangre se ha convertido en una práctica más aceptable. Millones de personas lo hacen todos los días.

**Aspectos del estilo de vida.** Muchas personas con diabetes han encontrado formas de vigilancia en su rutina diaria, inclusive cuando tienen horarios de trabajo agitados o no convencionales. Su médico o su educador en diabetes puede ayudarlo a ajustar la vigilancia a su horario particular.

**Aspectos de privacidad.** La prueba es rápida y los glucómetros son portátiles. Si la privacidad es importante para usted, puede encontrar un lugar privado, como un baño, para practicar sus pruebas.

## Preguntas y respuestas

### ¿Debo hacer pruebas de azúcar en la orina? ¿Se siguen haciendo todavía?

En el pasado, la única forma práctica que tenía la gente con diabetes para vigilar su azúcar en la sangre era pruebas de azúcar en la orina. Pero las pruebas de glucosa en la orina no son tan precisas como las de glucosa en la sangre. Proporcionan sólo un estimado aproximado del nivel de azúcar en la sangre y no pueden detectar niveles por debajo de 180 mg/dL. Las pruebas de glucosa en la orina se recomiendan únicamente si las pruebas en la sangre no son una opción.

Un tipo de prueba en la orina que se recomienda en las personas con diabetes es una prueba para cetonas. Las cetonas son ácidos que se forman cuando el cuerpo degrada la grasa para obtener energía, debido a insuficiente insulina. Cuando las cetonas se acumulan en la sangre, pueden pasar a la orina — una indicación de que su diabetes puede estar fuera de control. Para mayor información sobre las cetonas, vea la página 25.

### ¿Afecta el estrés el azúcar en la sangre?

El estrés puede afectar el azúcar en la sangre en dos formas. Cuando se encuentra bajo estrés intenso, es fácil abandonar la rutina habitual. Puede hacer menos ejercicio, comer alimentos menos saludables y no practicar las pruebas de azúcar en la sangre con la misma frecuencia. Como resultado, el estrés causa indirectamente que aumente el azúcar en la sangre.

Ocasionalmente el estrés puede tener un efecto directo sobre el nivel de azúcar en la sangre. El estrés físico y psicológico puede hacer que el cuerpo produzca hormonas que impiden que la insulina funcione adecuadamente, aumentando los niveles de azúcar en la sangre. Esto tiende a ser más frecuente en personas con diabetes tipo 2. El efecto del estrés en los individuos con diabetes tipo 1 es mixto. Algunas veces el azúcar disminuye con el estrés.

Para saber cómo reacciona usted al estrés, anote su nivel de estrés en una escala de 1 a 10 cada vez que registra su nivel de azúcar en la sangre. Después de un par de semanas, vea si hay un patrón. ¿Presenta niveles elevados de azúcar con niveles elevados de estrés, y niveles bajos de azúcar con estrés bajo? Si es así, el estrés puede estar afectando el control del azúcar en su sangre.

**¿Puede afectar el calor mi nivel de azúcar en la sangre?**

El calor no tiene un efecto directo sobre el azúcar en la sangre, pero podría hacer que cambie su rutina diaria. Los días en que hace calor, por ejemplo, puede comer menos de lo habitual o cansarse más. Estos cambios podrían disminuir el azúcar en la sangre. Siempre que cambie su rutina diaria, practique pruebas de azúcar en la sangre más frecuentemente.

Las quemaduras del sol pueden afectar el control del azúcar. Una quemadura solar severa es estresante para el cuerpo y puede aumentar el azúcar en la sangre. Utilice un buen filtro solar, anteojos para el sol y un sombrero cuando esté expuesto al sol.

**¿Cuál es la diferencia entre los niveles de glucosa en sangre total y los niveles de glucosa en el plasma?**

Los monitores para la glucosa usan sangre total para medir el azúcar en la sangre. El equipo utilizado en los laboratorios usa sólo la porción de plasma de su sangre. Los glóbulos rojos son extraídos antes de medir la glucosa. Debido a esta diferencia, los resultados de los laboratorios y los monitores no son exactamente iguales.

Las pruebas en el plasma tienen resultados 10 a 15 por ciento más alto que los resultados de las pruebas en sangre total, y tienden a ser más exactas. Aun cuando utilizan sangre total para la prueba, muchos monitores están calibrados para proporcionar un resultado en plasma.

No hay de qué preocuparse por la diferencia entre las dos pruebas mientras las tiras reactivas estén calibradas correctamente con su monitor. Los resultados de su monitor se consideran exactos si caen dentro del 15 por ciento del resultado del laboratorio.

**¿Necesito ajustar mi rutina de monitorización cuando viajo?**

Puede usted salir y ver el mundo si tiene diabetes. Sólo se requiere un poco más de planificación. Cuando viaja lleve por lo menos el doble de lo habitual de medicamento y artículos necesarios para las pruebas. Debido al estrés y a que los cambios en la hora y en su horario de alimentos y sueño pueden afectar el nivel de glucosa en la sangre, es una buena idea practicar pruebas más frecuentemente de lo normal. Si usted viaja en avión, especialmente un periodo largo, determine el nivel de azúcar en la sangre tan pronto como sea posible después de aterrizar. La diferencia de horario en los viajes transatlánticos puede hacer que se sienta cansado o fatigado, y es más difícil decir si tiene un nivel bajo o alto de azúcar.

## Capítulo 4

# Cómo desarrollar un plan de alimentación saludable

Las palabras *alimentación saludable* a menudo producen una sensación de temor. Mucha gente piensa, "¡Oh, nunca voy a volver a comer lo que me gusta!" Ésta es una respuesta frecuente cuando la gente sabe que tiene diabetes. Esto se debe a que la gente asocia la enfermedad con una alimentación insípida y sin sabor.

No hay que entrar en pánico. Puede usted comer los alimentos que disfruta. Sin embargo, puede tener que limitar la cantidad o cambiar la forma de prepararlos o la hora en que los consume. La alimentación saludable no es privación o negación. Significa disfrutar una buena nutrición así como un buen sabor. Debido a que su cuerpo es una máquina compleja, necesita diversos alimentos para lograr una mezcla balanceada de energía. Para la gente con diabetes, una alimentación saludable es la clave de una vida saludable.

## No hay una "dieta para la diabetes"

En contra del mito popular, tener diabetes no significa que tiene que empezar a comer alimentos especiales o seguir un plan de dieta altamente detallado y aburrido. Para la mayoría de la gente, tener diabetes se traduce simplemente en variedad y moderación — comer más ciertos alimentos, como frutas, verduras y granos que son ricos en nutrientes y bajos en grasas y calorías, y menos de otros, como los productos animales y lo dulce. Es el mismo plan de alimentación que todas las personas deberían seguir.

De acuerdo con el nivel de azúcar (glucosa) en su sangre, si necesita bajar de peso y si tiene algunos otros problemas de salud,

puede tener que adaptar su alimentación para satisfacer sus
necesidades personales. Pero aun cuando los detalles pueden
diferir, las bases siguen siendo las mismas. Diariamente debe
usted consumir una variedad de alimentos para alcanzar el
balance adecuado de tres nutrientes claves:
- Carbohidratos
- Proteínas
- Grasas

## Carbohidratos: la base

Los carbohidratos son la fuente principal de energía de su cuerpo.
Su cerebro, por ejemplo, utiliza carbohidratos como fuente primaria
de combustible. En la base de todos los carbohidratos están los
azúcares. Según el número de componentes y la forma en que
están unidos, los carbohidratos se clasifican en carbohidratos
simples (azúcar) o carbohidratos complejos (almidón). Durante la
digestión, los carbohidratos complejos son degradados a azúcares
simples. Los azúcares simples se encuentran en los dulces, leche,
frutas y algunas verduras. Los carbohidratos complejos se
encuentran en los productos de granos y en ciertas verduras.

Para ayudar a planear la alimentación, la Asociación Americana
de Diabetes divide a los carbohidratos en cuatro grupos:

**Almidones.** Los almidones son carbohidratos complejos e
incluyen pan, cereales, arroz, pasta, frijoles y ciertas verduras,
como maíz, papas y calabaza.

**Frutas.** Todas las frutas comunes, desde las manzanas, plátanos
y naranjas, hasta las exóticas naranjitas chinas y pérsimos, contienen
azúcares simples.

**Productos lácteos.** La leche y los productos lácteos contienen
azúcares simples.

**Verduras.** Este grupo incluye todas las verduras sin almidón,
como lechuga, espárragos y calabacín.

Aproximadamente la mitad de las calorías diarias debe derivar
de los carbohidratos. Según sus necesidades calóricas, éstos
podrían incluir:
- Seis o más raciones de almidones
- Dos a cuatro raciones de frutas
- Dos a tres raciones de productos lácteos
- Tres a cinco raciones de verduras

## Cómo combinar los carbohidratos

Es mejor consumir una mezcla de carbohidratos complejos y simples. La ventaja de los carbohidratos complejos es que requieren más tiempo para degradarse en azúcar. Por lo tanto, el azúcar entra en la sangre a una velocidad más lenta. Con algunos carbohidratos simples, el azúcar puede entrar en la sangre rápidamente.

Puede usted incluir también en su mezcla de carbohidratos los que son ricos en fibra. Mientras más fibra contiene el alimento, más lentamente se digiere y más lentamente aumenta el nivel de azúcar en la sangre. Un estudio reciente subraya los beneficios de la fibra. Sugiere que una dieta rica en fibra puede disminuir los niveles de azúcar y de colesterol en la gente con diabetes tipo 2. Los participantes en el estudio siguieron una dieta con 25 gramos de fibra al día durante 6 semanas —la cantidad recomendada para todos los estadounidenses— seguida por otras 6 semanas con una dieta experimental con 50 g de fibra al día. Los participantes consumieron diversas frutas, verduras y granos ricos en fibra, incluyendo melón, naranja, pasas, frijoles, papas, calabacín y avena. Los investigadores observaron que la dieta experimental disminuyó los niveles de azúcar en la sangre un 10 por ciento, similar a los efectos de algunos medicamentos.

Sin embargo, lo más importante de los carbohidratos no es el tipo que consume sino la cantidad. Si usted consume más carbohidratos de lo habitual, puede no tener suficiente insulina disponible para transportar el exceso de azúcar a las células, haciendo que aumente el nivel de azúcar en la sangre. Una forma en que puede usted ayudar a controlar el azúcar es consumir la misma cantidad de carbohidratos espaciados durante el día.

## La verdad sobre el azúcar

Durante décadas se dijo a la gente con diabetes que evitara el azúcar. Y sigue siendo un concepto equivocado cuando la gente se entera por primera vez que tiene diabetes — que debe dejar los dulces por completo. Pero las cosas han cambiado. Ésta es la razón.

Durante años, los profesionales de la medicina asumieron que la miel, los caramelos y otros productos dulces aumentarían más y más rápidamente el azúcar en la sangre que las frutas, verduras o alimentos que contienen carbohidratos complejos. Por lo tanto, se decía a la gente con diabetes que evitara el azúcar. Pero muchos estudios han mostrado que esto no es cierto. Todos los carbohidratos

## El azúcar con cualquier nombre tiene un sabor dulce

El azúcar se presenta en muchas formas, dependiendo de cómo está formada y cómo se produce. El azúcar básica de mesa incluye melaza, azúcar de betabel, azúcar de caña, azúcar blanca, azúcar morena, azúcar para confecciones, azúcar en polvo, azúcar cruda y jarabe de maple. El azúcar regular se llama también sacarosa. Otras clases de azúcar incluyen glucosa (dextrosa), fructosa, lactosa, maltosa y el azúcar de alcoholes sorbitol, xilitol y manitol.

Cuando usted va de compras, busque estos nombres en las etiquetas de los productos. Un alimento dulce puede no decir "azúcar" en la etiqueta.

afectan la glucosa en la misma forma, y los dulces no producen un aumento exagerado de azúcar en la sangre si se consumen con los alimentos y se consideran como una fuente de carbohidratos.

Es mejor comer azúcar con moderación. En grandes cantidades, el azúcar puede tener un efecto más notorio sobre la glucosa en la sangre. Los alimentos dulces, como caramelos, galletas o refrescos, tienen además poco valor nutricional. Usted recibe calorías vacías sin los nutrientes que su cuerpo necesita para funcionar. Además, esas calorías extra pueden hacerlo aumentar de peso.

Después de comer un alimento azucarado determine el azúcar en la sangre y observe su efecto, que puede variar con diferentes tipos de dulces. Las alternativas al azúcar son los productos sin azúcar que contienen edulcorantes artificiales. Pero recuerde que algunos de estos alimentos "sin azúcar" pueden ser ricos en carbohidratos y calorías.

## Proteínas: El poder

El cuerpo utiliza las proteínas para el crecimiento, el mantenimiento y la energía. Los alimentos ricos en proteínas incluyen carne, aves, huevos, queso, pescado, legumbres y mantequilla de cacahuate. Si come usted más proteínas de las que necesita —lo que mucha gente hace— su cuerpo almacena las calorías extra de las proteínas en forma de grasa.

Para la mayoría de la gente, una alimentación saludable incluye 10 a 20 por ciento de sus calorías diarias derivadas de las proteínas, o aproximadamente dos a tres raciones de proteínas. Al planear sus alimentos, seleccione proteínas bajas en grasa, como los productos vegetales, pescado, pollo sin piel, carnes magras y quesos bajos en grasa o sin grasa. Limite o evite las carnes con grasa, los huevos y los quesos ricos en grasa.

Las fuentes de proteínas vegetales incluyen legumbres —frijoles, chícharos secos y lentejas— y productos hechos de soya —*miso, seitan, tempeh y tofu*. Además de ser ricos en proteínas, estos alimentos son también bajos en grasa y colesterol. ¿Nunca ha oído hablar de algunos de estos alimentos? Considere ésta como una oportunidad para intentar algo nuevo. El tempeh, por ejemplo, tiene

## Dietas especiales

Si tiene usted otro problema de salud además de diabetes, como presión arterial elevada o enfermedad renal, su médico puede recomendarle que siga una dieta que ayude a ese problema.

**Dieta baja en sodio**

Limitar la cantidad de sodio que consume evita su acumulación excesiva en el cuerpo. Esto ayuda a disminuir la presión arterial y la tendencia a retener líquido. Limitar el sodio puede ayudar también a que el corazón trabaje más eficientemente.

La sal (cloruro de sodio) y los conservadores de sodio agregados a muchos alimentos procesados forman la mayoría del sodio que la gente consume. Una dieta de control de sodio evita o limita los alimentos que son especialmente altos en sal, como botanas saladas, alimentos congelados, pepinillos, tocino y salsa de soya.

**Dieta baja en proteínas y potasio**

Cuando usted tiene enfermedad renal, los riñones tienen problemas para desempeñar sus funciones normales, incluyendo regular la cantidad de sodio, potasio, calcio y fósforo del cuerpo y eliminar productos de desecho producidos durante la degradación de las proteínas.

Si los riñones no están funcionando adecuadamente, estos minerales y productos de degradación de proteínas pueden acumularse en la sangre y en los tejidos, y puede usted necesitar adaptar su dieta para limitar su consumo. Una dietista puede ayudarlo a saber cuáles alimentos puede comer y cuáles debe evitar.

sabor a nuez y textura de carne. Tal vez parece extraño, pero se puede hacer un sandwich delicioso.

## Grasas: los "pesos pesados" de la caloría

Las grasas son la fuente más concentrada de energía de los alimentos, proporcionan muchas calorías pero poco valor nutricional. Las grasas se encuentran en la carne, aves de corral, pescado, queso, mantequilla, margarina, aceites, aderezos de ensaladas, leche entera y muchos postres y bocadillos. El cuerpo necesita grasas para funcionar. Los problemas ocurren cuando se consume demasiada grasa.

No todas las grasas son iguales; pueden ser saturadas, poliinsaturadas, monoinsaturadas o una mezcla de éstas. Las grasas poliinsaturadas y monoinsaturadas, que se encuentran en los mariscos, aceite de oliva, aceite de canola, nueces y aguacates, son más saludables que las grasas saturadas, que se encuentran en productos animales como carne, crema y mantequilla. Sin embargo, todas las grasas son muy altas en calorías, independientemente del tipo.

### Cómo disminuir la grasa

Limitar la cantidad de grasa que consume lo ayuda a controlar el azúcar y las grasas de la sangre. Siga estas recomendaciones:

- Lea las etiquetas de los alimentos procesados y verifique los tipos y cantidades de grasa.
- Selecciones productos sin grasa o bajos en grasa.
- Use aceite de canola o de oliva, en pequeñas cantidades, para cocinar y en las ensaladas.
- Evite alimentos fritos. En su lugar cocine a la parrilla, al horno, al vapor o ase la carne y las verduras. Marine las carnes y use hierbas y especias para darles sabor.
- Compre cortes de carne magra y recorte el exceso de grasa. Retire la piel de las aves de corral antes de cocinarlas.
- Sazone las verduras con limón, lima o hierbas en lugar de mantequilla o aceite.
- Reemplace la manteca en los alimentos horneados con salsa de manzana o puré de ciruela.

Todas las personas, incluyendo los que tienen diabetes, deben limitar el consumo total de grasa a 30 por ciento o menos de sus calorías diarias y la grasa saturada a no más del 10 por ciento de sus calorías diarias. La grasa saturada aumenta el colesterol, y el colesterol elevado es un factor de riesgo de enfermedad cardíaca.

## Cómo planear sus alimentos

Un plan de alimentos es simplemente una guía para comer. Lo ayuda a seleccionar las clases y las cantidades adecuadas de alimentos. El primer paso en la planificación de los alimentos es establecer una rutina de alimentos y colaciones en horas regulares. Algunas personas pueden mantener su azúcar en un buen control simplemente con tres alimentos diarios y evitando el exceso de dulce. Otras necesitan seguir un plan más deliberado, comiendo únicamente el número recomendado de raciones de cada grupo de alimentos diariamente, de acuerdo con sus necesidades calóricas individuales.

Si usted no ha estado siguiendo ningún plan particular de alimentos y quiere desarrollar uno más saludable, empiece llevando un registro de todo lo que come. Puede estar comiendo más de lo que piensa, o menos frutas y verduras de lo que quisiera. Después de que ha valorado sus patrones de alimentación, usted y su dietista pueden desarrollar un plan de alimentos basado en sus preferencias y calorías diarias.

Cuando se le diagnostica diabetes, le aconsejamos que hable con su médico o dietista respecto del plan de alimentación. Pueden proporcionarle una diversidad de consejos que lo ayuden a preparar alimentos saludables y sabrosos. De acuerdo con su progreso, puede reunirse con la dietista regularmente. Es posible que no logre el plan de alimentación ideal inmediatamente, pero lo que cuenta es que continúe trabajando hacia su objetivo, mejorando gradualmente.

### Trabajar con la dietista

Comprender cuáles alimentos consumir, cuánto comer y la forma en que su selección de alimentos afecta el nivel de azúcar en la sangre puede ser una tarea compleja. Una dietista puede ayudarlo a ordenar toda esta información y hacer un plan de alimentos sencillo para que pueda usted seguirlo, que se adapte a sus objetivos de salud, preferencias de alimentos, tradiciones familiares o culturales y estilo de vida.

Cuando se reúne por primera vez con una dietista, le hará preguntas respecto de su peso y sus hábitos de alimentación — lo que le gusta comer, la cantidad de alimentos, y cuándo y a qué hora del día come. La dietista trabaja con usted para diseñar un plan de alimentos, tomando en cuenta los objetivos del tratamiento de su diabetes, hábitos de alimentación, horario de trabajo, nivel de actividad, necesidades calóricas si está tratando de bajar de peso, consideraciones especiales de salud y los medicamentos que toma.

El plan de alimentos es a menudo un proceso de negociación. Su dietista examina lo que está haciendo ahora y su objetivo. Juntos diseñan lo que es práctico y alcanzable para usted. Por ejemplo, digamos que desayuna en un restaurante local con sus amigos el jueves en la mañana. Generalmente pide dos huevos, tres panqués, dos rebanadas de tocino y café. Su dietista sabe que este desayuno es una parte importante de su vida social, por lo que no le va a pedir que lo deje. Pero lo ayudará a buscar otras selecciones de alimentos que se adapten mejor a su plan global. Puede ser que usted decida que está bien con un huevo, una rebanada de tocino, dos panes tostados y café. La dietista puede ayudarle a analizar cada uno de los alimentos.

## Consistencia es la clave

Todos los días trate de comer:
- A la misma hora
- Aproximadamente la misma cantidad de alimento
- La misma proporción de carbohidratos, proteínas y grasas

Esto mantendrá su nivel de azúcar en la sangre en un nivel consistente. Es más difícil controlar el azúcar si consume un almuerzo abundante un día y uno muy ligero al día siguiente. Además, mientras más alimento consume de una sola vez, más aumenta su azúcar en la sangre. Comer a intervalos regulares —alimentos espaciados cada 4 o 5 horas— reduce las fluctuaciones grandes de azúcar en la sangre y permite una digestión y metabolismo adecuado del alimento. Si se aplica insulina, el horario consistente de alimentos le permite comer cuando tiene el mayor efecto de la insulina.

## Normas de raciones

Con la tendencia a las raciones demasiado grandes, megabuffets y porciones enormes en los restaurantes, mucha gente tiene una idea equivocada de lo que es una ración regular. Ponga atención al tamaño de las raciones. No sólo las estime.

Al principio las raciones pueden parecer muy pequeñas. Tres tazas de palomitas de maíz no parece nada comparado con lo que está acostumbrado a comprar en el cine. Una ración de 60 a 90 g (2 a 3 oz) de carne puede ser menos que el bistec de 240 g (8 oz) que está acostumbrado a comer. Sin embargo, con el tiempo encontrará usted que las raciones más pequeñas le permiten disfrutar una mayor variedad de alimentos.

## Tamaño de las raciones

Aquí están algunos ejemplos de lo que es una ración:

| Alimento | Ejemplos de raciones |
|---|---|
| Almidones/granos | 1 rebanada de pan de trigo integral<br>$^1/_2$ pan tostado o bollo inglés<br>$^1/_2$ taza de cereal, arroz o pasta cocinados<br>$^3/_4$ taza de cereal listo para comer<br>1 papa mediana |
| Frutas/verduras | $^1/_2$ taza de jugo de fruta al 100%<br>1 manzana pequeña o plátano<br>1 taza de verduras crudas de hojas verdes<br>$^1/_2$ taza de verduras cocinadas |
| Productos de leche | 1 taza de leche baja en grasa o sin grasa<br>1 taza de yogur bajo en grasa o sin grasa |
| Carne/sustitutos de carne | 60g (2 oz) de pollo sin piel, mariscos o carne magra cocinados<br>$^1/_4$ taza de queso cottage bajo en grasa<br>$^1/_2$ taza de frijoles, chícharos o lentejas cocinados |

## Listas de intercambios

Si está siguiendo un plan de alimentos que desarrolló con su dietista, puede estar utilizando un folleto que enumera los alimentos de acuerdo con el grupo de alimentos y el tamaño de las raciones, llamado lista de intercambios. El sistema de intercambios es un instrumento para ayudarlo a manejar su alimentación. No todos los que tienen diabetes necesitan usar una lista de intercambios, pero muchas personas con diabetes tipo 1 y con diabetes tipo 2 la encuentran útil.

En el sistema de intercambios, los alimentos se agrupan en almidones, verduras, frutas, carnes, productos lácteos y grasas. Los alimentos vienen también en raciones para medir y controlar las calorías, carbohidratos y otros nutrientes. Un intercambio es básicamente una ración de un tipo de alimento. Un intercambio de almidón, por ejemplo, podría ser una papa chica al horno. Puede usted intercambiar alimentos dentro de un grupo porque son similares en el contenido de nutrientes y en la forma en que afectan el azúcar en su sangre.

Una dietista puede ayudarlo a utilizar una lista de intercambios para su plan de alimentos. Le recomendará cierto número de raciones de cada grupo de alimentos de acuerdo a sus necesidades individuales. Digamos que su objetivo es 1 400 calorías al día. Su dietista puede recomendarle seis o siete intercambios (raciones) de almidones, tres intercambios de frutas, dos intercambios de leche, seis intercambios de carne o sustitutos de carne, y tres a cinco intercambios de verduras.

## Cómo calcular los intercambios en las recetas

Su plan de alimentos se ve muy bien, pero hay un pequeño problema ¿En dónde encajan sus recetas favoritas? No están en las listas de alimentos.

Si sigue los pasos que describimos abajo, podrá calcular los valores de intercambios de muchas de sus recetas favoritas y el número de intercambios que proporciona cada ración de una receta.

1. Haga una lista de todos los ingredientes de una receta y sus cantidades.
2. Para cada ingrediente, escriba el número de intercambios que proporciona. Probablemente tenga que consultar una lista de valores de intercambios de los ingredientes utilizados frecuentemente. Puede usted encontrarla en muchos libros de cocina para diabéticos o pida uno a su dietista.
3. Haga un total de cada grupo de intercambios.
4. Divida el número total de intercambios de cada grupo entre el número de raciones de la receta, redondeando al $^1/_2$ intercambio más cercano (redondear las cantidades mayores de $^1/_2$ intercambio).

## Cuenta de carbohidratos

Algunas personas con diabetes —especialmente las que se aplican múltiples inyecciones de insulina o usan una bomba de insulina— calculan su dosis de insulina en relación con los alimentos basándose en el contenido de carbohidratos del alimento. La cantidad de proteínas y grasa del alimento generalmente no se toma en consideración. En cada alimento y en cada colación calculan la cantidad de carbohidratos y ajustan su dosis de insulina a la cuenta de carbohidratos. Esto ayuda a mantener su azúcar en un nivel óptimo durante todo el día.

Debido a que la mayoría de la gente con diabetes tipo 1 está en, o por debajo de su peso ideal, no necesita preocuparse por el número de calorías que consumen. Sin embargo, demasiadas, o demasiado pocas calorías pueden influir sobre el azúcar en la sangre. La cuenta de carbohidratos es menos efectiva en las personas con diabetes tipo 2 porque muchos tienen sobrepeso y las calorías y la grasa son una preocupación. Para bajar de peso o mantener un peso saludable, necesita usted tomar en cuenta el número total de calorías que consume, no sólo las calorías de los carbohidratos.

La cuenta de carbohidratos no es una excusa para excederse en alimentos bajos en carbohidratos o sin carbohidratos, como la carne y las grasas. Recuerde que demasiadas calorías y demasiada grasa y colesterol con el tiempo pueden colocarlo en riesgo de aumento de peso, enfermedad cardíaca y ataque vascular cerebral.

## Cómo mantenerse motivado

Es fácil armarse con un plan de alimentos, listas de intercambios y diarios de alimentos. Pero no siempre es tan fácil seguir su plan de alimentos día tras día. Adherirse a un plan de alimentación saludable es uno de los aspectos más desafiantes de vivir con diabetes. La clave es encontrar las formas para mantenerse motivado y superar los obstáculos potenciales:

**Preocupaciones económicas.** Comprar muchas frutas y vegetales frescos puede ser costoso. Pero recuerde que probablemente está comprando menos alimentos poco nutritivos, como papas fritas y dulces. También puede estar comprando menos carne. Esto le ahorra dinero.

**Barreras culturales.** De los burritos a la jambalaya y el pan frito, los alimentos son una expresión de la cultura — y nadie quiere sacrificar esto. Pero todas las comidas pueden estar preparadas en forma más saludable. Puede usted encontrar libros de cocina para diabéticos que se enfocan en alimentos de diferentes culturas y etnias. Estos libros contienen muchas ideas para hacer los alimentos tradicionales más saludables.

**Aspectos familiares.** La alimentación es a menudo el centro de la vida social y familiar. Algunas veces los miembros de la familia no apoyan los cambios que está usted tratando de hacer. Un familiar puede sentirse rechazado si usted dice que no a su platillo especial. Discuta su objetivos de diabetes y del tratamiento con sus familiares y pídales apoyo. Asegure a sus familiares que no está rechazándolos, sino sólo las selecciones no saludables de alimentos.

**Presión social.** Es difícil no aceptar un postre o un bocadillo cuando se lo ofrecen. Si está usted viendo el futbol con sus amigos y todos están tomando cerveza y papas fritas, puede ser difícil resistir. La mejor forma de manejar estas situaciones potencialmente difíciles es anticiparlas y planearlas. Puede usted querer planear anticipadamente la forma de comer un platillo favorito sin abandonar totalmente su plan de alimentación. Otra opción es llevar sus propios bocadillos más saludables a las reuniones, con algo para compartir. Piense en lo que va a comer y beber antes de llegar, y siga su plan.

Finalmente, la motivación que usted necesita para tener éxito viene de adentro. Tiene usted que creer que lo que está haciendo es importante — y que usted lo vale.

## Recompensas por seguir su plan

La motivación para seguir con su plan de dieta mejora al empezar a experimentar los beneficios de su duro trabajo:

**Se sentirá mejor.** Cuando come demasiado en una vez, o cuando consume demasiados carbohidratos, su azúcar puede aumentar mucho. Esto puede hacer que se sienta cansado y fatigado. Cuando come en una forma saludable, se siente mejor.

**Presentará menos episodios de hipoglucemia.** Cuando omite alimentos o no come los alimentos adecuados, puede presentar un nivel bajo de azúcar en la sangre (hipoglucemia). Los síntomas de hipoglucemia incluyen sudoración, temblor, debilidad, mareo e irritabilidad. Un descenso severo de azúcar en la sangre puede llevar a coma diabético. Con un horario regular de alimentos y el plan de alimentación se reduce este riesgo.

**Podrá controlar mejor su peso.** Con un plan de alimentación, tiene menos probabilidad de comer en exceso o de comer los alimentos inadecuados. Tener sobrepeso hace más difícil controlar el azúcar en la sangre. También aumenta el riesgo de enfermedad cardíaca o ataque vascular cerebral.

**Sentirá un mejor control.** Conocer la forma en que los patrones de alimentación afectan el azúcar en la sangre lo ayudará a sentir que controla su diabetes — no que la diabetes lo controla a usted.

## Preguntas y respuestas

### ¿Puedo tomar alcohol?

Si su diabetes está bien controlada, puede tomar un poco de alcohol. Pero no tome alcohol con el estómago vacío. Tómelo con alimento y lentamente.

La investigación muestra que en la gente que tiene buen control de su diabetes, una cantidad pequeña o moderada de alcohol tiene sólo un mínimo efecto sobre el azúcar. De acuerdo con algunos estudios, las cantidades moderadas de alcohol pueden reducir también su riesgo de enfermedad cardíaca y ataque vascular cerebral. Una cantidad moderada se define como no más de dos bebidas al día en los hombres y una bebida al día en las mujeres. Una bebida es igual a una cerveza, una copa de vino de 150 mL (5 onzas), o 30 mL (1 onza) de whiskey. Pregunte a su médico si está bien que usted tome alcohol y cuánto.

Si está teniendo problemas con el control del azúcar o si tiene complicaciones de la diabetes, debe evitar el alcohol. Puede agravar algunas complicaciones, incluyendo el daño a los nervios, la cardiopatía coronaria y la presión arterial elevada. Además, recuerde que una onza de alcohol (30 mL) cuenta como dos raciones de grasa, y que el alcohol contiene considerables calorías. Si está tratando de bajar de peso, el alcohol puede no ser una buena elección.

### ¿Qué pasa si no sigo mi dieta siempre?

En primer lugar, hay que darse cuenta que no siempre va a seguir su plan de alimentación exactamente. Nadie es perfecto. Algunas situaciones son especialmente desafiantes, como los días de fiesta, las celebraciones especiales y comer en un restaurante o en otra casa.

Cuando consume más alimento del que debe o hace selecciones menos saludables de alimentos, reconózcalo y siga adelante. No se dé por vencido, y no trate de omitir un alimento o de comer menos para compensarlo. Sólo continúe con su plan regular de alimentos.

Los problemas pueden desarrollarse cuando no sigue regularmente su plan de alimentación. Puede usted tener un pobre control del azúcar y desarrollar complicaciones. Eventualmente pagará por sus malos hábitos.

### ¿Qué debo comer si estoy enfermo?

Si puede comer alimentos regulares, siga con su plan habitual. Si no tiene apetito pero puede tolerar algunos alimentos, coma pan tostado, cereal, sopa, jugo de fruta o leche. Si no puede comer alimentos sólidos y se aplica insulina o toma medicamentos orales, tome jugo de fruta o bebidas endulzadas para reemplazar los carbohidratos que no tomó en los alimentos.

### ¿Me ayudan las vitaminas y los suplementos de hierbas a controlar la diabetes?

Si consume una dieta nutritiva con una variedad de frutas, verduras y granos todos los días, probablemente está obteniendo las vitaminas que necesita.

Existen algunas evidencias de que los suplementos de antioxidantes, como las vitaminas E y C pueden beneficiar a las personas con diabetes. La hierba ginseng puede ayudar a algunas personas a disminuir el azúcar en la sangre. Pero no hay datos científicos suficientes para recomendar el uso de vitaminas y suplementos para ayudar a controlar la diabetes.

### ¿Qué hay de los refrescos o dulces hechos con edulcorantes artificiales? ¿Puedo beberlos o tomarlos en cantidades ilimitadas?

La mayoría de los refrescos y algunos caramelos que contienen edulcorantes artificiales casi no tiene calorías, y usted puede tomarlos o comerlos tan frecuentemente como usted quiera. No cuentan como carbohidratos, grasas o ningún otro intercambio. Los edulcorantes artificiales incluyen:
- Sacarina
- Aspartame
- Acesulfame potásico

Sin embargo, recuerde que algunos alimentos que contienen edulcorantes artificiales, como el yogur sin azúcar, pueden tener calorías y carbohidratos que pueden afectar el nivel de azúcar en la sangre.

## Capítulo 5

# Cómo ser más activo

Nuestro cuerpo está diseñado para moverse, inclusive si la sociedad moderna ha hecho más fácil hacer cualquier cosa menos eso. Puede usted sentarse en el escritorio o frente a la computadora todo el día y luego llegar a casa y ver TV o poner los pies sobre una mesa y leer. Se necesita un esfuerzo especial para incorporar ejercicio y actividad física en su día. Pero vale la pena ese esfuerzo. El ejercicio y el aumento de actividad traen consigo beneficios para la salud — especialmente si tiene diabetes.

La información de este capítulo puede ayudarlo a iniciar el camino de una vida más activa.

Primero una palabra sobre las definiciones. La actividad física es cualquier movimiento del cuerpo que queme calorías, como podar el césped, tender las camas o subir escaleras. El ejercicio también quema calorías, pero sigue una serie planeada de movimientos repetidos diseñados para fortalecer o desarrollar todo o parte del cuerpo. El ejercicio incluye caminar, nadar, montar en bicicleta y muchas otras actividades. Tanto la actividad física como el ejercicio son valiosos para su salud.

## Beneficios del ejercicio

Cuando hace ejercicio regularmente:
- Mejora su condicionamiento global, que hace más fácil llevar a cabo las actividades diarias
- Está menos cansado
- Mejora la flexibilidad de los músculos y articulaciones
- Mejora el tono muscular
- Mejora su apariencia y sensación de bienestar general
- Reduce el estrés y la tensión
- Mejora su concentración
- Aumenta su autoestima
- Disminuye su apetito
- Previene la pérdida ósea y la osteoporosis

Estos factores son suficientes razones para ser más activo. Pero para la gente que tiene diabetes, los beneficios del ejercicio regular son todavía mayores.

### Mejora el control del azúcar en la sangre

Al contraerse y relajarse durante el ejercicio, los músculos utilizan azúcar (glucosa) como energía. Para satisfacer esta necesidad de energía, se extrae azúcar de la sangre durante y después del ejercicio. Esto disminuye el nivel de azúcar. El ejercicio reduce también el azúcar, aumentando la sensibilidad a la insulina. El cuerpo requiere menos insulina para que entre el azúcar en las células.

Junto con un plan de alimentación saludable, el ejercicio regular puede reducir su necesidad de medicamento para disminuir la glucosa. Algunas personas manejan su diabetes con dieta y ejercicio únicamente.

En ciertas circunstancias el ejercicio tiene el efecto opuesto: Puede aumentar el nivel de azúcar en la sangre. Esto sucede generalmente si el azúcar es mayor de 300 miligramos de glucosa por decilitro de sangre (mg/dL) al empezar el ejercicio. Cuando el nivel de azúcar es muy alto, el ejercicio hace que el cuerpo libere o produzca glucosa extra. No hay suficiente insulina para transportar el azúcar extra a las células y aumenta el nivel de azúcar en la sangre.

## ¿Está en buena forma?

Si está sentado la mayor parte del día y tiene poca actividad, es probable que no esté en forma. Otros signos de que podría usted beneficiarse con el aumento de actividad física y el ejercicio incluyen:

- Sentirse cansado la mayor parte del tiempo
- No poder ir a la par con otros de su edad
- Evitar la actividad física porque se cansa fácilmente
- Tener falta de aire o sentirse fatigado cuando camina una distancia corta o sube un tramo de escaleras

### Reduce el riesgo de enfermedad cardíaca

El ejercicio es bueno para el corazón y los vasos sanguíneos. Mejora el flujo a través de los pequeños vasos sanguíneos y aumenta la fuerza de bombeo del corazón. En combinación con una dieta saludable, el ejercicio reduce también el colesterol de lipoproteínas de baja densidad (LDL), el tipo "malo" de colesterol que causa la formación de placas en los vasos sanguíneos. Además, el ejercicio aumenta el colesterol de lipoproteínas de alta densidad (HDL) —el tipo "bueno" de colesterol que ayuda a mantener limpias sus arterias— y a disminuir la presión arterial.

### Controla su peso

El ejercicio lo ayuda a bajar y mantener un peso saludable. El ejercicio regular disminuye el peso quemando calorías y aumentando su metabolismo. El ejercicio ayuda también a reducir la resistencia a la insulina que ocurre cuando hay sobrepeso, mejorando la capacidad del cuerpo para utilizar la insulina y disminuyendo el nivel de azúcar en la sangre.

## ¿Qué tipo de ejercicio?

El ejercicio aeróbico proporciona beneficios para toda la gente, incluyendo la gente con diabetes. Aeróbico significa "con oxígeno". Una actividad es aeróbica si aumenta las demandas sobre el corazón, pulmones y músculos, aumentando la respiración y la frecuencia cardíaca y requiriendo un aumento del transporte de oxígeno de los pulmones al sistema circulatorio y a los músculos.

Las actividades aeróbicas deben ser el núcleo de su programa de ejercicio. Éstas incluyen actividades como:

- Caminar
- Trotar
- Bicicleta
- Baile aeróbico
- Esquí a campo traviesa
- Excursionar
- Patinar
- Golf (caminando, no en carrito)
- Tenis
- Natación

Recuerde que las actividades aeróbicas son actividades de resistencia que no requieren una velocidad excesiva. Generalmente se beneficia más con la cantidad de tiempo que dedica a ellas que con la velocidad con que las realiza.

## Camine

Caminar es una de las formas más fáciles de hacer ejercicio aeróbico. No necesita equipo. No tiene que aprender técnicas especiales. Es seguro y no tiene costo. Puede caminar solo o con otros, dentro o fuera de casa.

Las guías publicadas por la Asociación Americana de Endocrinología Clínica mencionan que caminar sólo 40 minutos cuatro veces por semana es suficiente para disminuir la resistencia a la insulina, mejorando el control del azúcar. Los investigadores de la Escuela de Salud Pública de Harvard encontraron también que caminar rápidamente una hora al día puede disminuir a la mitad el riesgo de desarrollar diabetes tipo 2 en la mujer.

**Cómo desarrollar un programa completo de condicionamiento**

El ejercicio aeróbico es sólo uno de los componentes del condicionamiento físico. Los ejercicios de estiramiento y fortalecimiento son importantes también para la buena salud.

**Ejercicios de estiramiento.** El estiramiento antes y después de la actividad aeróbica aumenta el rango en que puede flexionar y estirar las articulaciones, músculos y ligamentos. Los ejercicios de estiramiento ayudan también a evitar dolor y lesiones articulares. El estiramiento debe ser lento y suave. Estire el músculo hasta que sienta una ligera tensión.

Aquí están cuatro ejercicios de estiramiento que puede intentar. Empiece con 5 repeticiones de cada uno y trate de aumentar hasta 25 repeticiones.

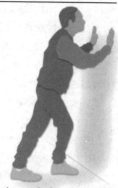

*Estiramiento de la pantorrilla*. Párese contra la pared a la distancia de los brazos. Incline la parte superior del cuerpo hasta la pared. Coloque una pierna adelante con la rodilla doblada. Mantenga la otra pierna atrás con la rodilla extendida y el tobillo en el piso. Con la espalda recta, mueva las caderas hacia la pared hasta que sienta el estiramiento. Manténgalo durante 30 segundos. Relájese. Repita con la otra pierna.

**Estiramiento de la pantorrilla**

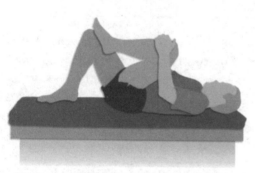

**Estiramiento de la parte baja de la espalda**

*Estiramiento de la parte baja de la espalda*. Acuéstese en una mesa o en la cama con las caderas y rodillas dobladas y los pies planos en la superficie. Lleve suavemente una rodilla hacia el hombro con ambas manos. Mantenga durante 30 segundos. Relájese. Repita con la otra pierna.

*Estiramiento del muslo*. Acuéstese sobre la espalda en una mesa o en la cama, con una pierna y la cadera lo más cerca posible del borde. Deje que cuelgue la pierna. Tome la rodilla de la otra pierna y lleve el muslo y la rodilla firmemente hacia el pecho hasta que la parte baja de la espalda se aplane contra la

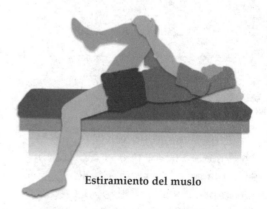

**Estiramiento del muslo**

mesa o la cama. Mantenga 30 segundos. Relájese. Repita con la otra pierna.

• *Estiramiento del pecho*. Coloque las manos detrás de la cabeza. Mueva los hombros firmemente hacia atrás mientras inhala y exhala profundamente. Mantenga 30 segundos. Relájese.

**Estiramiento del pecho**

**Ejercicios de fortalecimiento.** Los ejercicios de fortalecimiento hacen más fuertes los músculos y mejoran la postura, el equilibrio y la coordinación. También favorecen huesos sanos y aumentan ligeramente el metabolismo, lo que puede ayudar a mantener su peso estable.

Aquí mencionamos cuatro ejercicios de estiramiento que puede usted intentar. Empiece con 5 repeticiones de cada uno y trate de aumentar hasta 25 repeticiones.

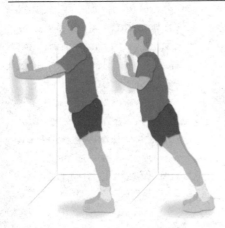

**Lagartijas contra la pared**

*Lagartijas contra la pared*. Párese contra la pared lo suficientemente lejos para que pueda colocar las palmas en la pared con los codos ligeramente flexionados. Lentamente doble los codos e inclínese hacia la pared, soportando su peso con los brazos. Enderece los brazos y regrese a su posición inicial. A medida que aumenta la fuerza, trate de pararse más lejos de la pared.

*Sentadillas*. Párese cerca de una mesa o un mostrador con los pies ligeramente separados un poco más que los hombros, con las palmas en la mesa o el mostrador. Con la espalda recta, doble lentamente las rodillas 30 a 60 grados. Deténgase y regrese a su posición inicial.

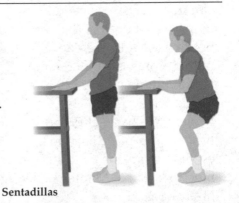

**Sentadillas**

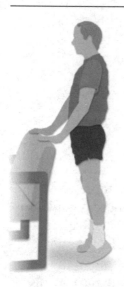

*Elevación de los talones.* Párese con los pies separados unas 12 pulgadas, apoyando las manos en el respaldo de una silla pesada. Levante lentamente los tobillos del piso y párese en la punta de los pies. Manténgase. Regrese lentamente a la posición inicial.

**Elevación de los talones**

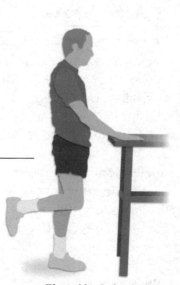

*Elevación de la pierna.* Párese con los pies separados unos 30 cm (12 pulgadas), apoyado en una mesa o en el respaldo de una silla. Doble lentamente la rodilla, levantando el pie por detrás. Mantenga la posición, luego baje la pierna lentamente por completo. Repita con la otra pierna.

**Elevación de la pierna**

## ¿Qué tanto ejercicio?

No necesita pasar horas golpeando el pavimento o trabajando en un gimnasio para obtener beneficios del ejercicio. Trate de hacer por lo menos 30 minutos de actividad aeróbica la mayoría de los días de la semana.

Si no ha estado activo durante largo tiempo, empiece lentamente y aumente poco a poco su resistencia. Empiece con 10 minutos de ejercicio al día. Cada semana aumente el tiempo 5 minutos y siga añadiendo incrementos.

Para mejorar su condicionamiento global, haga estiramientos unos cuantos minutos después del ejercicio aeróbico, para aumentar la flexibilidad de los músculos. Además, un par de días por semana combine su actividad aeróbica con algunos ejercicios de estiramiento. Si no tiene tiempo para hacer 30 minutos de ejercicio o más, divida su rutina en intervalos más cortos. Podría hacer ejercicio en la bicicleta estacionaria 10 a 15 minutos en la mañana antes de ir al trabajo, caminar 10 a 15 minutos durante la hora del almuerzo y hacer ejercicios de estiramiento 10 a 15 minutos en la tarde.

## Cómo empezar

Antes de empezar un programa de condicionamiento, vea al médico para un examen completo. Su plan de condicionamiento debe adaptarse a su condición física individual y sus necesidades de salud. Una vez que tiene la aprobación del médico y entiende las limitaciones que debe observar, es hora de pensar cuáles actividades quiere incluir en su programa de condicionamiento.

### Seleccione actividades que disfrute
Seleccione una forma de ejercicio que se adapte a sus intereses. Si le gusta estar fuera de casa o si le gusta la soledad, caminar o montar en bicicleta pueden ser buenas selecciones. Si prefiere estar con otros, podría disfrutar una clase de ejercicio aeróbico o un grupo de golf. Si prefiere ver televisión o escuchar música o libros en casettes, una bicicleta estacionaria o la banda sin fin pueden ser opciones a considerar.

### Programe el ejercicio
Aparte tiempo en el día para el ejercicio. Escríbalo en su calendario o en la lista de tareas. Tiene más probabilidad de hacer que el ejercicio sea parte de su rutina diaria si lo hace a la misma hora todos los días, en lugar de "cuando tenga tiempo". Por supuesto, ocasionalmente necesitará reprogramar u omitir su ejercicio, como cuando está enfermo o lejos de casa. Sin embargo, omitir el ejercicio para ver televisión no es una buena excusa.

### Establezca los objetivos y siga su progreso
Es útil establecer objetivos porque al alcanzar los objetivos se anima. La clave es establecer objetivos específicos y reales. Si establece un objetivo no alcanzable en un tiempo corto, se desanima. En lugar de empezar con un objetivo como trotar 45 minutos 5

días por semana, empiece con un objetivo como caminar 20 minutos tres veces por semana. Una vez que lo alcance, puede cambiar a un objetivo nuevo, más desafiante. Considere llevar un registro de su progreso. Un registro del ejercicio ayuda a saber lo que ha logrado y a determinar sus objetivos para el futuro.

**Varíe su rutina**
Después de la falta de motivación, el aburrimiento probablemente acaba con más programas de ejercicio que cualquier otra cosa.

## Excusas frecuentes: ¿Le suenan conocidas?

Si nunca ha practicado ejercicio antes, o si no le gusta el ejercicio, empezar en una rutina de ejercicio puede ser difícil. Tal vez ha utilizado usted una o más de las siguientes excusas en el pasado:

**Estoy muy ocupado.** En nuestra sociedad cada vez más agitada, encontrar tiempo para practicar ejercicio puede ser difícil. Si no puede tener 30 minutos de tiempo, divida el ejercicio en partes más pequeñas, por ejemplo tres intervalos de 10 minutos durante el día. Si quiere realmente mejorar su salud, puede encontrar el tiempo.

**Soy muy viejo.** Nunca será demasiado viejo para practicar ejercicio. El ejercicio proporciona beneficios en todas las edades y puede prevenir o retrasar enfermedades a medida que envejece. Si se siente fuera de lugar en un club de salud, vea si los centros de personas de edad avanzada ofrecen clases de ejercicios.

**Estoy muy gordo.** Los atletas son delgados, elegantes y musculosos. Pero si usted ve a su alrededor, pocas personas que practican ejercicio tienen un físico perfecto. Los que caminan, montan en bicicleta o juegan golf tienen todas las formas y tamaños.

**Estoy muy débil.** Puede empezar lentamente y aumentar gradualmente su nivel de actividad. Mientras más ejercicio haga, más fuerte se empezará a sentir.

**Estoy muy enfermo.** Usted no debe practicar ejercicio si su azúcar está fuera de control. Pero tener diabetes no es una razón para evitar el ejercicio. Exactamente lo contrario, es una razón para hacer ejercicio. Con el tiempo, encontrará que se siente menos enfermo.

Puede mantener el interés variando sus actividades. Podría montar en bicicleta un día, caminar el día siguiente y nadar otro día. Seleccione actividades que sean convenientes y seadapten a su estilo de vida. Incluya actividades para todos los tiempos y estaciones del año — cuando siente energía, cuando no se siente fuerte, cuando hace buen tiempo y cuando hace mal tiempo.

## Cómo encontrar el nivel de intensidad adecuado

Intensidad se refiere a cuánto se esfuerza al practicar ejercicio. El ejercicio no debe ser extenuante para proporcionar beneficio. Puede aumentar su condicionamiento con actividades físicas moderadamente intensas. Aquí están tres formas de determinar si está haciendo ejercicio en el nivel adecuado de intensidad. Siempre es buena idea calentarse antes de los ejercicios aeróbicos y enfriarse después, para que el cuerpo pueda ajustarse gradualmente a los cambios en su nivel de actividad.

**Frecuencia cardíaca** Mientras más fuerte es el ejercicio, más aumenta la frecuencia del corazón (pulso), hasta que se alcanza una frecuencia cardíaca máxima. La mayoría de la gente debe practicar ejercicio en un nivel equivalente entre 50 y 80 por ciento de su frecuencia cardíaca máxima. Esta es la frecuencia cardíaca deseable.

| Frecuencia cardíaca deseable | | |
|---|---|---|
| Edad (años) | Frecuencia promedio (LPM)* | Frecuencia deseable (LPM)* |
| 20 | 100-150 | 200 |
| 25 | 98-146 | 195 |
| 30 | 95-142 | 190 |
| 35 | 93-138 | 185 |
| 40 | 90-135 | 180 |
| 45 | 88-131 | 175 |
| 50 | 85-127 | 170 |
| 55 | 83-123 | 165 |
| 60 | 80-120 | 160 |
| 65 | 78-116 | 155 |
| 70 | 75-113 | 150 |
| *LPM, latidos por minuto | | |

En general, su frecuencia cardíaca deseable debe ser aproximadamente de 220 latidos por minuto menos su edad. Para determinar su frecuencia cardíaca, coloque dos dedos en un lado de la muñeca, presione suavemente y sienta el pulso. Cuente su pulso durante 10 segundos y multiplique por seis.

**Esfuerzo percibido**

Otra forma de medir la intensidad de su rutina de ejercicio es utilizar la escala del esfuerzo percibido. El esfuerzo percibido es la cantidad total de esfuerzo físico que usted experimenta durante una actividad física, tomando en cuenta todas las sensaciones del esfuerzo, del estrés físico y de la fatiga.

Para que una actividad produzca beneficios para la salud, necesita usted hacer un esfuerzo moderado o un poco fuerte. Esto equivale a 3 o 4 en la escala del esfuerzo percibido. El 0 indica nada de esfuerzo, como al estar sentado cómodamente en una silla. El 10 corresponde a un esfuerzo máximo, como cuando trota en una subida empinada.

**Escala del esfuerzo percibido**

| | |
|---|---|
| 10 | Muy, muy fuerte |
| 9 | Muy difícil |
| 8 | Más difícil |
| 7 | Muy fuerte |
| 6 | Más fuerte |
| 5 | Fuerte |
| 4 | Un poco fuerte |
| 3 | Moderado |
| 2 | Débil |
| 1 | Muy débil |
| 0 | Nada |

**Prueba de la conversación**

Cuando practica ejercicio, debe poder sostener una conversación breve sin que le falte el aire. Si no puede hacer esto, probablemente está haciendo demasiado esfuerzo y necesita disminuirlo. El ejercicio de alta intensidad no proporciona muchos beneficios adicionales de condicionamiento y en cambio aumenta su riesgo de dolor y lesiones musculares o articulares.

## Todos los movimientos cuentan

El ejercicio regular proporciona la mayor recompensa a sus esfuerzos, pero también puede disfrutar de los beneficios para la salud simplemente moviéndose más durante el día. Actividades como subir escaleras, trabajar en el jardín, podar el césped y las tareas de la casa ayudan a disminuir el azúcar en la sangre, así como el colesterol y la presión arterial.

Busque formas de aumentar sus actividades durante el día:

- Levántese a cambiar los canales de la televisión en lugar de usar el control remoto.
- Lave su automóvil en lugar de llevarlo a lavar.
- Suba por las escaleras en lugar del ascensor.
- Estaciónese más lejos del trabajo y camine.
- Limpie el jardín.
- Limpie las plantas, el patio y el frente de la casa.
- Pode los arbustos.

## Cómo evitar lesiones

Al ser más activo, es importante no olvidar su seguridad.

### Use ropa y calzado adecuados

Seleccione ropa adecuada para el clima y la actividad deportiva. La actividad aumenta la temperatura del cuerpo, por lo que es mejor llevar menos que más ropa. En tiempo frío, use varias capas de ropa para que pueda quitárselas o reemplazarlas al calentarse o enfriarse. En clima cálido, use ropa ligera, de colores claros. Sudar no ayuda a perder grasa, sólo peso en agua, lo que aumenta el riesgo de sobrecalentamiento. Use un filtro solar y sombrero.

Asegúrese que los zapatos le quedan bien y no le aprietan. Reemplácelos cuando empiecen a desgastarse. Siempre use calcetines limpios y que le queden bien.

### Examine sus pies

Examine sus pies antes del ejercicio. Si encuentra cualquier signo de irritación, acolchone el área. Si ve alguna cortada, lávela con jabón y agua, trátela con ungüento de antibióticos y véndela. Después del ejercicio, examine sus pies de nuevo. Busque ampollas, áreas calientes o enrojecimiento.

### Tome abundantes líquidos

Cuando se suda se pierden líquidos y es importante reemplazar estos líquidos. El agua es la mejor elección. Pero si se ejercita durante un periodo largo, podría ser mejor tomar una bebida deportiva que contenga calorías y electrolitos. Tome líquidos antes, durante y después del ejercicio. Mientras más caliente es el clima, más importante es mantener su cuerpo hidratado. No espere tener sed para tomar agua.

### Ponga atención a su ambiente

Las temperaturas extremas pueden estresar el cuerpo. En los días cálidos, practique el ejercicio dentro de la casa o en la mañana, o al anochecer. En general no practique ejercicio fuera de la casa si la temperatura es mayor de 27° C, especialmente si la humedad es alta. Evite también las temperaturas sumamente frías.

### Haga ejercicios de calentamiento y enfriamiento

Antes de empezar el ejercicio, prepare al cuerpo. Empiece el ejercicio en un nivel de baja intensidad y aumente gradualmente la intensidad. Por ejemplo, antes de empezar a trotar o caminar rápidamente, camine unos minutos a un paso lento o moderado, para aumentar gradualmente la frecuencia cardíaca y el flujo de oxígeno a los pulmones.

Lo mismo se aplica al terminar el ejercicio, camine lentamente un tiempo para permitir que su frecuencia cardíaca disminuya gradualmente. Un par de ejercicios de estiramiento después pueden ayudar a mantener los músculos flexibles y evitar contracciones.

### Signos de advertencia que debe tomar en cuenta

Independientemente de la rutina que está practicando, no ignore los síntomas que pueden señalar un problema:
- Mareo o sensación de desmayo
- Náusea
- Opresión en el pecho
- Falta intensa de aire
- Dolor en el pecho
- Dolor en un brazo o en la mandíbula
- Palpitaciones

## Ejercicio y vigilancia del azúcar en la sangre

Cuando empieza a practicar ejercicio por primera vez, es importante verificar a menudo el azúcar en la sangre. El ejercicio reduce típicamente el nivel de azúcar en la sangre. Usted debe estar seguro de que su azúcar no está demasiado baja antes de empezar el ejercicio y que no disminuye demasiado durante y después del ejercicio. Su azúcar puede seguir disminuyendo varias horas después de su actividad porque el ejercicio extrae las reservas de azúcar almacenadas en los músculos y en el hígado. Cuando el cuerpo reestablece estos depósitos, toma azúcar de la sangre, disminuyendo el nivel de azúcar.

Además, recuerde que en algunos casos el ejercicio puede aumentar el nivel de azúcar en la sangre. Esto ocurre con mayor frecuencia si tiene más de 300 mg/dL antes de empezar. Si el nivel de sangre es ya alto, el azúcar extra puede aumentar su nivel hasta la zona de peligro.

Para evitar niveles bajos o altos de azúcar en la sangre, siga estas guías:

**Verifique dos veces el nivel de azúcar antes del ejercicio.** Verifique el nivel de azúcar en la sangre aproximadamente 30 minutos antes del ejercicio y de nuevo inmediatamente antes de empezar. Esto lo ayudará a saber si su nivel de azúcar es estable, está aumentando o disminuyendo.

En la mayoría de la gente, el rango seguro de azúcar antes del ejercicio es entre 100 y 250 mg/dL. Si su nivel de azúcar está por debajo de 100 mg/dL, tome un bocadillo que contenga carbohidratos para evitar un descenso de azúcar (hipoglucemia) durante el ejercicio. Si tiene usted diabetes tipo 1 y su nivel de azúcar antes del ejercicio es de 250 mg/dL o más, haga una prueba en la orina en busca de cetonas. Si el resultado indica un nivel moderado o alto de cetonas, no haga ejercicio. Espere a que el nivel de cetonas disminuya. Independientemente del tipo de diabetes que tenga, si su nivel de azúcar es mayor de 300 mg/dL, no haga ejercicio. Necesita que disminuya el azúcar antes de practicar ejercicio con seguridad.

**Verifique el nivel de azúcar durante el ejercicio.** Esto es especialmente importante cuando está empezando una nueva actividad o deporte, o si está aumentando la intensidad o duración de su actividad. Si usted practica ejercicio más de una hora, especialmente si tiene diabetes tipo 1, suspenda el ejercicio y verifique su nivel de azúcar cada 30 minutos. Si empieza a disminuir, tome un bocadillo.

Si empieza a presentar síntomas de hipoglucemia, deténgase inmediatamente y verifique su nivel de azúcar. Si es bajo, tome algo con azúcar. Siempre lleve consigo jugo, refrescos no dietéticos, pasas, tabletas de glucosa o alguna otra fuente de azúcar de acción rápida.

**Verifique el nivel de azúcar por lo menos dos veces después del ejercicio.** Mientras más vigoroso es el ejercicio, más tiempo se afecta el nivel de azúcar después de la actividad. Hasta que tenga una buena idea de la forma en que su cuerpo reacciona al ejercicio, verifique su nivel de azúcar frecuentemente después de su actividad. La hipoglucemia puede ocurrir también horas después del ejercicio.

### Sea paciente

Trate de no desanimarse si el ejercicio causa cambios significativos en su azúcar, interfiriendo con su manejo normal. Continúe haciendo pruebas de azúcar hasta que empiece a identificar un patrón y pueda ajustar sus alimentos y medicamentos en consecuencia. Y no tenga temor de la monitorización intensa que pueda requerirse cuando empieza a practicar ejercicio. Al desarrollar una rutina, tendrá una buena idea de la forma en que responde el azúcar y puede entonces no necesitar verificar el nivel de azúcar tan frecuentemente.

## La comida y el ejercicio

El mejor momento para practicar ejercicio depende del tratamiento. Si se aplica insulina, evite el ejercicio 3 horas después de aplicarse insulina de acción corta debido al riesgo de un descenso de azúcar. Pregunte a su médico cuál sería el mejor momento para practicar el ejercicio y tome unas simples precauciones, como monitorizar su azúcar en la sangre antes de empezar el ejercicio y llevar fuentes de azúcar con usted para tratar los síntomas de un descenso de azúcar. La gente con diabetes tipo 1 que practica ejercicio más de una hora, o que realiza actividades muy vigorosas puede beneficiarse también con una colación antes de empezar o durante el ejercicio.

Para la mayoría de la gente con diabetes tipo 2, generalmente no es necesaria la colación antes del ejercicio. Si no toma medicamentos para controlar su diabetes, está bien practicar ejercicio después de comer, cuando su nivel de azúcar generalmente está más elevado.

## Preguntas y respuestas

### ¿Qué sucede si falto un día en mi rutina?

Le pasa a todos. Está detenido en el trabajo, de vacaciones o enfermo, y los planes de ejercicio se esfuman. Todos los que siguen un programa de ejercicio a largo plazo tienen días de ausencia. No sea demasiado crítico — recuerde que es sólo un revés temporal. En cuanto sea posible, intente reanudar su programa regular de ejercicio.

### ¿Qué pasa si no tengo ganas de practicar ejercicio?

Habrá días en que eso suceda. Puede ser que haya tenido un día de trabajo intenso, o que esté muy cansado o simplemente no tenga ganas de hacer ejercicio. En estos días, intente el compromiso de 5 minutos. Dígase a sí mismo que hará ejercicio únicamente 5 minutos. Si no quiere continuar después de 5 minutos, puede detenerse y no sentirse culpable. Nueve de cada diez veces, una vez que ha empezado, querrá continuar.

### ¿Puedo beber alcohol y practicar ejercicio?

Cuando mezcla el alcohol y el ejercicio, aumenta su riesgo de un descenso de azúcar. Tanto el ejercicio como el alcohol tienden a disminuir el nivel de azúcar en la sangre. Es mejor no tomar alcohol durante o después del ejercicio. Si lo hace, coma un poco de alimento con su bebida.

### Si estoy activo en mi trabajo ¿Necesito un programa de ejercicio?

Si su trabajo es realmente activo —si está moviéndose constantemente 8 a 10 horas al día— ciertamente que eso cuenta como ejercicio. Sin embargo, la actividad relacionada con el trabajo generalmente no tiene la misma intensidad, nivel de relajación, ni los beneficios de reducción del estrés del ejercicio.

## Capítulo 6

# Cómo alcanzar un peso saludable

Tener sobrepeso es el mayor factor de riesgo de la diabetes tipo 2. Entre 80 y 90 por ciento de la gente que desarrolla este tipo de diabetes tiene sobrepeso. En contraste, la mayoría de la gente con diabetes tipo 1 está en, o por debajo de, su peso ideal.

¿Por qué el peso es un factor tan importante? La grasa altera la forma en que las células de su cuerpo responden a la insulina. Las hace más resistentes a sus efectos, reduciendo la cantidad de azúcar (glucosa) que la hormona puede transportar de la sangre a las células. Más azúcar permanece en la sangre, aumentando el nivel de azúcar en la sangre.

Las buenas noticias son que usted puede revertir este proceso. Al bajar de peso sus células responden más a la insulina, permitiéndole hacer su trabajo. Para algunas personas con diabetes tipo 2, bajar de peso es todo lo que necesitan para controlar la diabetes y regresar el azúcar a su nivel normal. Y la reducción de peso no tiene que ser exagerada. Una reducción moderada de peso de 5 a 10 kilogramos (10 a 20 libras), o 5 a 10 por ciento de su peso, puede disminuir su nivel de azúcar en la sangre, así como reducir su presión arterial y los niveles de colesterol.

Bajar de peso, como usted sabe, puede ser un reto. Sin embargo, creemos que con una actitud positiva y las recomendaciones adecuadas, es un reto que puede enfrentar. Al desarrollar más hábitos saludables, los kilos desaparecerán gradualmente.

## ¿Necesita bajar de peso?

Antes de saber si tiene sobrepeso de acuerdo con los estándares médicos, tenga presente que lo que ve en los medios publicitarios no es representativo de las formas típicas del cuerpo. Muchas modelos y celebridades son irrealmente delgadas, y no debe esperar verse como ellas. Su objetivo es alcanzar un peso saludable — uno que mejore el control del azúcar en la sangre y disminuya los riesgos de otros problemas médicos.

Las tres evaluaciones siguientes que puede hacer usted mismo pueden decirle si su peso es saludable o si puede beneficiarse con la reducción de peso.

### Índice de masa corporal

El índice de masa corporal (IMC) es una medida basada en una fórmula que toma en cuenta su peso y su estatura para determinar si tiene un porcentaje de grasa corporal saludable o no saludable.

Para determinar su IMC, localice su estatura en el cuadro de la página siguiente y siga esa fila hasta llegar a la columna con el peso más cercano al suyo. Vea arriba de la columna el IMC correspondiente. Si su peso es menor que el peso más cercano al suyo, su IMC puede ser ligeramente menor. Si su peso es mayor que el peso más cercano al suyo, su IMC puede ser ligeramente mayor. Un IMC entre 19 y 24 se considera saludable. Un IMC entre 25 y 29 se considera sobrepeso, y un IMC de 30 o más indica obesidad.

### Circunferencia de la cintura

Otra forma de determinar si tiene un peso saludable es medir la circunferencia de la cintura. La gente que lleva la mayor parte del peso alrededor de la cintura a menudo se dice que tiene forma de manzana. La gente que lleva la mayor parte del peso por debajo de la cintura, en las caderas y muslos, se dice que tiene forma de pera, por la forma global de su cuerpo. Generalmente es mejor tener forma de pera que de manzana. Esto se debe a que el exceso de grasa alrededor del abdomen se asocia a menudo a un mayor riesgo de un ataque cardíaco y otras enfermedades relacionadas con el peso.

Para determinar si usted lleva demasiado peso alrededor del abdomen, mida la circunferencia de su cintura en el punto menor, generalmente a nivel del ombligo. Una medida mayor de 102 centímetros en los hombres y de 88 centímetros en las mujeres significa riesgos de salud aumentados, especialmente si tiene un IMC entre 25 y 35.

| IMC | SALUDABLE | | SOBREPESO | | OBESIDAD | | | |
|---|---|---|---|---|---|---|---|---|
| | **19** | **24** | **25** | **29** | **30** | **35** | **40** | **45** |
| **ALTURA (m)** | **PESO EN KILOGRAMOS** | | | | | | | |
| 1.47 | 41.00 | 51.75 | 53.55 | 62.1 | 64.35 | 75.15 | 85.95 | 96.75 |
| 1.49 | 42.3 | 53.55 | 55.8 | 64.35 | 66.6 | 77.85 | 89.1 | 99.9 |
| 1.52 | 43.65 | 55.35 | 57.6 | 66.6 | 68.85 | 80.55 | 91.8 | 103.5 |
| 1.54 | 45 | 57.15 | 59.4 | 68.85 | 71.1 | 83.25 | 94.95 | 107.1 |
| 1.57 | 46.8 | 58.95 | 61.2 | 71.1 | 73.8 | 85.95 | 98.1 | 110.7 |
| 1.60 | 48.15 | 60.75 | 63.45 | 73.35 | 76.05 | 88.65 | 101.25 | 114.3 |
| 1.62 | 49.5 | 63 | 65.25 | 76.05 | 78.3 | 91.8 | 104.4 | 117.9 |
| 1.64 | 51.3 | 64.8 | 67.5 | 78.3 | 81 | 94.5 | 108 | 121.5 |
| 1.67 | 53.1 | 66.6 | 69.75 | 80.55 | 83.7 | 97.2 | 111.15 | 125.1 |
| 1.69 | 54.45 | 68.85 | 71.55 | 83.25 | 85.95 | 100.35 | 114.75 | 129.15 |
| 1.72 | 56.25 | 71.1 | 73.8 | 85.5 | 88.65 | 103.5 | 117.9 | 132.75 |
| 1.74 | 57.6 | 72.9 | 76.05 | 88.2 | 91.35 | 106.2 | 121.5 | 136.8 |
| 1.77 | 59.4 | 75.15 | 78.3 | 90.9 | 94.05 | 109.35 | 125.1 | 140.85 |
| 1.80 | 61.2 | 77.4 | 80.55 | 93.6 | 96.75 | 112.50 | 128.7 | 144.9 |
| 1.83 | 63 | 79.65 | 82.8 | 95.85 | 99.45 | 116.1 | 132.3 | 148.95 |
| 1.85 | 64.8 | 81.9 | 85.05 | 98.55 | 102.15 | 119.25 | 135.9 | 153 |
| 1.88 | 66.6 | 82.8 | 87.3 | 101.25 | 104.85 | 122.4 | 139.95 | 157.5 |
| 1.90 | 68.4 | 86.4 | 90 | 104.4 | 108 | 125.55 | 143.55 | 161.5 |
| 1.93 | 70.2 | 88.65 | 93 | 107.1 | 110.7 | 129.15 | 147.6 | 166.05 |

\* **Para conocer su IMC con el peso en libras y la estatura en pulgadas, vea la página 195.**

## Historia personal y familiar

Una evaluación de su historia médica y de su familia es igualmente importante para determinar si su peso es saludable.

- ¿Tiene algún problema de salud que pudiera beneficiarse con la reducción de peso? Para la mayoría de gente con diabetes tipo 2, la respuesta a esta pregunta es sí.
- ¿Tiene una historia familiar de enfermedades relacionadas con el peso, como diabetes o presión arterial elevada?
- ¿Ha aumentado considerablemente de peso desde que estaba en la secundaria? El aumento de peso en la vida adulta se asocia a aumento de riesgos para la salud.
- ¿Fuma cigarrillos, toma más de dos bebidas alcohólicas al día o vive sometido a un estrés considerable? En combinación

con estos comportamientos, el exceso de peso puede tener mayores implicaciones para la salud.

### Sus resultados

Si su IMC muestra que no tiene sobrepeso y si no lleva demasiado peso alrededor de su abdomen, probablemente no hay ninguna ventaja para la salud en cambiar su peso. Su peso es saludable.

Si su IMC se encuentra entre 25 y 29 o su circunferencia de la cintura excede las normas saludables, probablemente se puede beneficiar reduciendo unos kilogramos, especialmente si contestó sí por lo menos a una pregunta personal o familiar sobre la salud. Discuta su peso con su médico durante su siguiente examen.

Si su IMC es de 30 o más, bajar de peso mejorará su salud en general y disminuirá su riesgo de enfermedades futuras, incluyendo las complicaciones de la diabetes.

## Reducción saludable de peso

Comer con sensibilidad y mantenerse activo son las claves para tener éxito en la reducción de peso. Pero poner estas prácticas a trabajar puede ser más difícil de lo que parece. Nuestra sociedad está estructurada de tal manera que hace fácil subir de peso, no bajarlo. Nos transportamos en automóvil, tomamos el ascensor, usamos un conjunto de aparatos y dispositivos que ahorran trabajo y pasamos horas frente a la computadora y la televisión. Los alimentos ricos en calorías están disponibles en forma generalizada y los alimentos con grasa tienen buen sabor. Estamos bombardeados con mensajes comerciales que nos urgen a comer, y las raciones grandes son la norma.

Para bajar de peso tiene que ir en contra de la corriente. Tiene que estar dispuesto a cambiar sus hábitos. Y no hay fórmula mágica o receta rápida para lograrlo. Independientemente de lo que escucha respecto de los suplementos de la alimentación o las dietas de moda, el cuerpo humano no puede desafiar las leyes de la naturaleza. Para bajar de peso necesita gastar más energía de la que come, lo que significa comer menos calorías y moverse más.

¿Se oye aburrido? No si tiene usted la actitud correcta. En lugar de decir que está siguiendo una dieta, considere sus esfuerzos como una mejoría de su estilo de vida. Y no se concentre únicamente en el resultado final — disfrute el proceso para llegar.

## Todas esas dietas de moda

Las dietas existen desde hace décadas y surgen nuevas cada año. Algunas de las dietas más populares, como la dieta Atkins y la dieta Zone, limitan el consumo de carbohidratos con la teoría de que los carbohidratos favorecen la producción de insulina, lo que lleva a un aumento de peso.

Los carbohidratos que se consumen en cantidades razonables no causan aumento de los niveles de insulina, como pretenden muchas de las dietas. La razón por la que funcionan estas dietas en algunas personas es simplemente porque limitan el número total de calorías, algunas veces excesivamente. El problema es que la mayoría de la gente puede seguir estas dietas de moda durante poco tiempo, para luego dejarlas y volver a aumentar de peso. Además, las dietas muy bajas en calorías no son saludables. Generalmente incluyen pocos granos, frutas y vegetales, que proporcionan numerosas vitaminas y minerales y ayudan a prevenir enfermedades. Sin estos carbohidratos esenciales, su cuerpo empieza a quemar glucógeno y grasa para obtener energía, produciendo cetonas. Esto puede ser peligroso para la gente que tiene diabetes.

En general, el lado negativo de las dietas de moda supera al lado positivo.

## ¿Está listo?

Nadie puede hacer que baje de peso. De hecho, la presión de los demás sólo empeora las cosas. Debe estar motivado internamente para bajar de peso porque eso es lo que quiere.

Pero eso no significa que tenga que hacer todo solo. Su médico o una dietista pueden ayudarlo a desarrollar un plan para bajar de peso. Puede pedir apoyo de su esposa, sus familiares y sus amigos. Puede incluso unirse a un grupo de apoyo, como *Weight Watchers* u otros.

Para ayudarlo a determinar si está listo para cambiar sus hábitos de alimentación y ejercicio, formúlese las siguientes preguntas:

- *¿Qué tan motivado estoy para hacer cambios en mi estilo de vida?* Sea honesto. Saber que necesita hacer cambios y estar dispuesto al reto son dos cosas diferentes.

- *¿Qué está pasando en mi vida en este momento?* Si le acaban de diagnosticar un problema de salud, como diabetes, puede ser ahora el momento adecuado para bajar de peso. Sus pensamientos y energías están concentrados en mejorar su salud.
- *¿Tengo tiempo para registrar lo que como y el ejercicio que practico?* Los estudios muestran que llevar un registro de los alimentos y del ejercicio aumenta sus probabilidades de éxito.
- *¿Creo realmente que puedo cambiar mi comportamiento de alimentación?* Para tener éxito tiene que creer que puede cambiar.
- *¿Estoy dispuesto a encontrar formas para ser más activo físicamente?* La reducción de peso no es sólo lo que usted come. El ejercicio es una parte importante del proceso.
- *¿Puedo ver esto como una experiencia positiva, incluso agradable?* Si usted disfruta de lo que hace, sus probabilidades de tener éxito aumentan fuertemente.

## ¿Tiene usted una mentalidad de persona a dieta?

Una "mentalidad de persona a dieta" lo prepara para el fracaso. En lugar de hacer cambios permanentes en sus hábitos de alimentación, siempre está esperando dejar su dieta y comer lo que quiere. ¿Le parece familiar alguna de estas actitudes?

- Hay alimentos buenos y alimentos malos.
- Estoy en una dieta o ya dejé la dieta.
- Si como algo que me gusta, estoy haciendo trampa.
- Seguir la dieta requiere una gran fuerza de voluntad.
- Seguir una dieta significa tener siempre hambre.
- Si tengo un revés, soy un fracaso.

Alcanzar y mantener un peso saludable requiere un cambio permanente en su estilo de vida. En lugar de utilizar la palabra "D", encuentre una frase positiva que refleje los cambios que está haciendo, como "Estoy mejorando mis hábitos de alimentación y ejercicio" o "Estoy poniendo más atención a mi salud".

# Establezca objetivos reales

Bajar de peso es a menudo más fácil cuando tiene un objetivo por el que luchar. Pero es importante que empiece poco a poco. Si su objetivo es bajar 25 kg (50 libras) en un año, divídalo en objetivos más pequeños. Su primer objetivo podría ser bajar 1.5 a 2 kg (3 a 4 libras) en un mes. Una vez que alcanza ese objetivo, establezca uno nuevo. Otro objetivo podría ser aumentar sus raciones diarias de frutas y vegetales.

Planee también la forma en que va a alcanzar estos objetivos — bajar esos 1.5 o 2 kg (3 o 4 libras) o comer más frutas y verduras. Podría ser un objetivo caminar 30 minutos 5 días por semana o intentar una receta nueva cada semana que contenga frutas o verduras.

# Siga un plan de alimentación saludable

Si ha desarrollado un plan de alimentación para manejar su diabetes, está un paso adelante de muchas personas que están tratando de bajar de peso. El mismo plan para controlar el azúcar en la sangre, discutido en el capítulo 4, puede ayudar a bajar de peso si pone atención a la cantidad total de calorías que consume cada día.

Una dietista puede ayudarlo a determinar el objetivo de calorías diarias para bajar de peso. Toma en cuenta diversos factores, incluyendo su peso, sexo, nivel de actividad, edad, estatura y salud en general. Si es usted mujer y pesa menos de 113 kg (250 libras) su meta de calorías puede estar entre 1 200 y 1 400 calorías al día. Si es hombre y pesa menos de 113 kg (250 libras), su meta diaria puede estar entre 1 400 y 1 600 calorías. Estas cantidades de calorías pueden parecer restrictivas, pero toman en cuenta que la mayoría de la gente consume más calorías de lo que piensa. Si usted pesa más de 125 kg (250 libras), su meta de calorías debe ser mayor.

Para mucha gente, simplemente reemplazar unas cuantas raciones de grasas, productos lácteos o carne con frutas, vegetales y granos con menos calorías es suficiente para alcanzar su meta de calorías. Los cambios pequeños también ayudan. Por ejemplo, cambiar de leche entera a leche descremada ahorra 60 calorías por vaso. Si usted toma un vaso de leche todos los días, son 420 calorías por semana.

No se recomienda generalmente comer menos de su meta de calorías porque no come suficiente alimento para mantenerse satisfecho y pronto tiene hambre de nuevo. Comer menos de 1,200 a 1 400 calorías puede hacer también difícil obtener suficientes nutrientes necesarios para su salud.

## Lleve un registro de alimentos

La investigación muestra que la gente que lleva un registro de los alimentos que come diariamente tiene más éxito para bajar de peso que la que no lleva un registro. Por un lado, la mayoría de la gente subestima el número de calorías que come, por lo menos en un 20 por ciento. Cada día escriba todo lo que come.

Podría usted empezar un diario de alimentos, que es simplemente una expansión del registro de alimentos. Además de registrar lo que come, puede incluir la información respecto de cuándo y en dónde come, si tiene hambre, y su estado de ánimo y sentimientos cuando come. Puede encontrar que ciertos sentimientos despiertan determinados comportamientos de alimentación. Puede ser que coma en exceso cuando está deprimido, enojado o triste. O puede ser que coma cuando está aburrido, incluso si no tiene hambre.

Revise su registro de alimentos o su diario de alimentos semanalmente para identificar problemas potenciales o barreras para el éxito.

## Identifique sus retos especiales

Conocer lo que lo induce a comer puede ayudarlo a mejorar sus hábitos de alimentación. Puede ser que su problema no sea utilizar el alimento para aliviar sus sentimientos, sino su gusto particular de ciertos alimentos, como helado o bocadillos salados. O tal vez tiene una necesidad compulsiva de limpiar su plato.

El primer paso para cambiar cualquier hábito es ser consciente de él. Admitir sus hábitos malos no resuelve el problema, pero ayuda a planear la forma de enfrentarlos. Si quiere tener éxito, necesita identificar los factores que lo conducen al sobrepeso, y pensar entonces en la forma en que va a responder en el futuro.

Aquí están algunas estrategias que pueden funcionar para usted:

- Antes de comer algo, pregúntese si realmente tiene hambre.
- Cuando tenga deseos de un bocadillo no saludable, distráigase. Llame a un amigo, camine o lleve un recado.
- Limite la comida a la cocina o la mesa del comedor. No se permita comer en la sala o en la recámara, o mientras camina o está de pie.
- Cuando coma, concéntrese en comer. No vea televisión, no lea, ni hable por teléfono.
- Guarde la comida fuera de su vista en la alacena o en el refrigerador.
- No guarde alimentos ricos en calorías. Si están fuera de la casa, están fuera de la boca.

**Planee las situaciones difíciles**

Si va a estar en una situación que sabe que será difícil , como una reunión social o con los vecinos con muchos entremeses, desarrolle un plan de acción antes de ir. Coma algo saludable inmediatamente antes de salir para que no tenga tanta hambre al llegar. Decida con anticipación cuántos entremeses puede comer. Luego cómalos lentamente, disfrutando realmente todos sus sabores. Si todavía tiene hambre, pase a la bandeja de vegetales.

## Sea y manténgase activo

Qué y cuánto come es crucial para alcanzar un peso saludable y un buen control de la diabetes, pero el alimento no es el único factor. La actividad es igualmente importante. El ejercicio diario y el aumento de actividad física pueden duplicar su reducción de peso. El ejercicio y la actividad física son los factores más importantes en la reducción de peso a largo plazo — lo ayudarán a mantener el peso que ha bajado. Para información respecto de la forma de añadir más actividad en su día, vea el capítulo 5.

## Acepte y enfrente los reveses

Es inevitable que tenga reveses, y está bien. Pero no use sus reveses como una excusa para abandonar sus objetivos de alimentación y actividad. Simplemente continúe con su plan. Si no pudo caminar hoy porque no tuvo tiempo, camine 5 minutos adicionales los días siguientes. Si comió una rebanada de pizza que no había planeado, piense en lo que precipitó que la comiera y trate de aprender.

No va a ser perfecto. Piense en sus éxitos y recuerde las razones por las que quiere bajar de peso.

## Cómo modificar las recetas

Muchas recetas contienen cantidades innecesarias de grasa, calorías o azúcar y pueden modificarse para que sean más saludables. Es más importante modificar las recetas que usa frecuentemente que algo que usted hace una vez al año para una ocasión especial.

Experimente con algunas de sus recetas favoritas para ver si puede hacerlas más saludables sin sabotear su sabor:

**Disminuya la cantidad de azúcar o grasa.** La cantidad de azúcar en la mayoría de las recetas puede disminuirse entre una tercera parte y la mitad de la cantidad original. Siga la guía general de un cuarto de taza de dulce (azúcar, miel o melaza) por cada taza de harina.

La grasa en muchos alimentos horneados y guisados puede disminuirse también entre una tercera parte y la mitad. En los alimentos horneados sustituya la mitad de la manteca vegetal con salsa de manzana o puré de frutas. En los guisados disminuya la cantidad de carne a la mitad o reemplace la carne con lentejas o frijoles. La cantidad de queso en la mayoría de las recetas puede disminuirse a la mitad.

**Elimine un ingrediente.** Los ingredientes utilizados principalmente por apariencia o por hábito pueden eliminarse. Los ejemplos incluyen nueces, coco, betún para cubrir pasteles y queso, y condimentos como catsup, mayonesa y mermelada.

**Cambie el método de preparación.** En lugar de freír, use métodos para cocinar con poca grasa, como hornear, rostizar, asar, pasar por agua o cocinar al vapor.

**Disminuya el tamaño de las raciones.** Al servir la mitad de una ración consume sólo la mitad de las calorías, azúcar y grasa.

## Preguntas y respuestas

**Tengo debilidad por los dulces. ¿Puedo comer algunos y todavía bajar de peso?**
Puede comer dulces de vez en cuando sin destruir su plan de alimentación o interferir con el control del azúcar en la sangre. Generalmente es mejor consumirlos con un alimento y necesita incluirlos en su plan de alimentación. Una dietista puede ayudarlo a incorporar sus deleites favoritos en su plan de alimentos. Además, muchos libros de cocina para diabéticos incluyen recetas de postres sabrosos.

Al adquirir nuevos hábitos de alimentación, puede encontrar que sus gustos cambian. Los alimentos que antes prefería pueden parecerle ahora demasiado dulces. Puede descubrir que un tazón de bayas con crema agria libre de grasa o crema batida libre de grasa, salpicado de canela es su nueva idea de lo delicioso.

**¿Por qué no puedo seguir la dieta únicamente, sin el ejercicio?**
La mayoría de planes de alimentación que se enfoca únicamente en la comida no tienen tanto éxito a largo plazo, como los que combinan una dieta saludable con el ejercicio. El ejercicio ayuda a su cuerpo a quemar calorías más eficientemente, incluso en reposo, ayudándolo a mantener el peso que ha bajado. También fortalece su cuerpo y proporciona energía. Una desventaja de algunas dietas de moda, especialmente las dietas con bajo contenido de carbohidratos, es la fatiga.

**¿Son algunas frutas y verduras, como los aguacates, ricas en grasa y calorías?**
No necesita evitar ninguna fruta o verdura. Pero ciertas verduras, como elotes, papas y chícharos, contienen más calorías y carbohidratos que otras. Muchas frutas son también ricas en calorías. Los aguacates son ricos en calorías y grasa.

Vea su lista de intercambios de diabetes o pregunte a su dietista respecto de las verduras y frutas que pueden comerse en cantidades ilimitadas y las que necesita incluir en su plan diario de alimentación.

### ¿Qué hay de los productos líquidos de dieta? ¿Está bien tomarlos en lugar de un alimento si no tengo tiempo de comer?

Los estudios del producto de dieta *Slim Fast* muestran que no influye negativamente sobre el azúcar en la sangre y, cuando se combina con una dieta saludable y ejercicio regular, puede llevar a bajar de peso. *Slim Fast* contiene todas las vitaminas y minerales requeridos diariamente, y un poco de fibra. Una dieta saludable que incluya granos enteros, frutas y vegetales es mejor, pero *Slim Fast* es una alternativa conveniente cuando no es posible un alimento saludable.

Productos similares a *Slim Fast* pueden proporcionar beneficios semejantes, pero no han sido estudiados.

### ¿Qué hay de las medicinas de prescripción para bajar de peso? ¿Puedo tomarlas si tengo diabetes?

Las medicinas para bajar de peso, disponibles únicamente con prescripción, incluyen los fármacos sibutramina y orlistat. Tener diabetes no impide tomar estas medicinas. Sin embargo, no se recomiendan si tiene ciertos trastornos de salud.

La sibutramina inhibe la degradación de serotonina y adrenalina, dos sustancias implicadas en el control del apetito. La medicina puede aumentar la presión arterial y no debe tomarla si tiene enfermedad cardíaca o presión arterial elevada no controlada, si ha tenido un ataque vascular cerebral o si está tomando un antidepresivo. Los efectos secundarios frecuentes de la sibutramina incluyen sequedad de boca, dolor de cabeza e insomnio.

Orlistat interfiere con la absorción de la grasa de los alimentos. No se recomienda en las personas que tienen problemas digestivos, incluyendo el síndrome de mala absorción crónica y colestasis. Los efectos secundarios comunes incluyen evacuaciones más frecuentes, paso de gas (flatulencia) y diarrea.

Estos medicamentos deben utilizarse con precaución y en combinación con ejercicio regular y cambios en la alimentación. Es importante que discuta con su médico los beneficios y riesgos potenciales de estos medicamentos para determinar si son adecuados.

# Parte 3

*Tratamientos médicos*

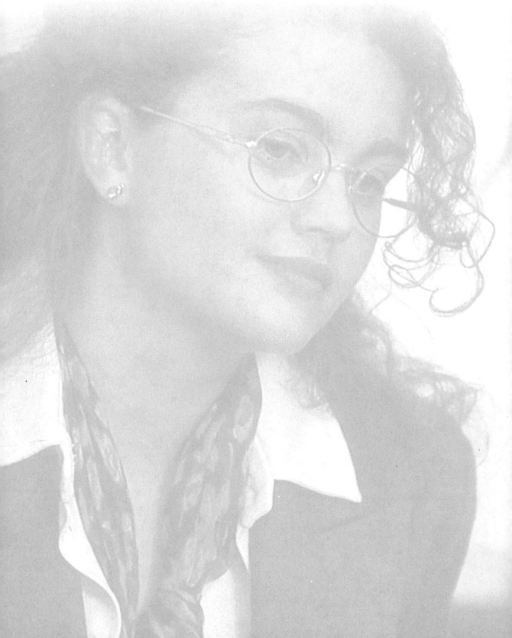

## Capítulo 7

# Medicamentos para la diabetes tipo 1

Una dieta saludable y el ejercicio regular son cruciales en cualquier plan de tratamiento de la diabetes. Pero algunas veces la dieta y el ejercicio no son suficientes. Necesita usted la ayuda de medicamentos. Para las personas con diabetes tipo 1 la administración diaria de insulina es esencial. Para vivir, debe usted proporcionar a su cuerpo insulina para reemplazar la insulina que el páncreas no es capaz de producir. Si tiene diabetes tipo 2, y otros medicamentos no son útiles, puede requerir también insulina.

El uso de insulina para tratar la diabetes tiene dos objetivos principales:
- Mantener el azúcar (glucosa) de la sangre en niveles casi normales
- Prevenir las complicaciones de la diabetes a largo plazo

Un plan de tratamiento exitoso toma en cuenta lo que usted come y el ejercicio que practica al determinar la cantidad de insulina que necesita cada día.

## Una breve historia

La gente en que se diagnosticaba diabetes enfrentaba un futuro sombrío todavía bien entrado el siglo XX. Los tratamientos eran severos — algunas personas eran obligadas a ayunar para poder manejar los niveles de azúcar en su sangre, y a otras se les administraba enormes cantidades de líquidos, incluso alcohol, para lavar su sistema de impurezas. Independientemente del tratamiento, la mayoría de la gente no vivía más de un año después del diagnóstico.

Desde el trascendental descubrimiento de la insulina, por el cirujano canadiense Frederick Banting y el estudiante de medicina Charles Best en 1921, el futuro de las personas con diabetes ha sido impresionantemente mejor. Banting y Best inyectaron la hormona en personas con diabetes, haciendo que los niveles de azúcar en la sangre disminuyeran y sus síntomas mejoraran. Un año después, en 1922, se dispuso comercialmente de insulina.

Pero varios años después surgieron nuevos problemas. La gente con diabetes empezó a desarrollar problemas médicos crónicos asociados a los vasos sanguíneos y nervios dañados, efectos secundarios a largo plazo de la enfermedad. En lugar de morir por complicaciones agudas debidas a insuficiente insulina, quedaban ciegos y morían por enfermedad cardíaca y renal.

Durante décadas los investigadores trabajaron para mejorar la pureza de la insulina y desarrollar preparados de insulina de acción más prolongada. Inicialmente la insulina utilizada para tratar la diabetes era de páncreas de res (insulina bovina), de cerdo (insulina porcina) o una combinación de las dos. Pero la insulina animal tiene algunas limitaciones. La mayoría de formas tiene impurezas (sustancias proteicas) que pueden causar reacciones alérgicas en la gente que recibe insulina. La velocidad a la que se absorbe la insulina animal en la corriente sanguínea y su efecto sobre las células es también diferente de la insulina humana. Además, algunas personas presentan irritación de la piel en el sitio de la inyección. Por estas razones la insulina animal es menos utilizada actualmente. La forma de insulina más utilizada es la insulina humana sintética. Se llama insulina humana porque su composición sintética es idéntica a la insulina producida por el páncreas humano, pero esta insulina se elabora en el laboratorio.

Otro obstáculo a través de los años ha sido encontrar la forma de imitar las concentraciones normales de insulina en la sangre. Su páncreas libera un nivel bajo de insulina durante todo el día y la noche. Después de un alimento, la cantidad de insulina que secreta aumenta para controlar la elevación del azúcar en la sangre. En los últimos 20 años, el intenso trabajo de muchos investigadores ha empezado a proporcionar dividendos. Diversos instrumentos y preparaciones de insulina están haciendo posible imitar más estrechamente el tratamiento con insulina con los requerimientos naturales de insulina del cuerpo.

## Cómo funciona la insulina

Es más fácil comprender la importancia del tratamiento de insulina si se comprende la forma en que la insulina funciona normalmente en el cuerpo. Como discutimos en los capítulos previos, el alimento está formado por carbohidratos, proteínas y grasas. Los tres afectan el azúcar en la sangre, pero los carbohidratos la afectan más. Los carbohidratos son degradados y absorbidos en la sangre en forma de azúcar (glucosa), aumentando el nivel de azúcar en la sangre.

Su páncreas libera insulina continuamente, si come o no. Sin embargo, cuando la cantidad de azúcar en la sangre aumenta, como después de un alimento, la secreción de insulina aumenta también. El papel principal de la insulina es mantener el nivel de azúcar en la sangre dentro del rango normal. Hace esto "escoltando" el azúcar —el principal proveedor de energía del cuerpo— de la sangre a las células. Al entrar azúcar a las células, la cantidad de azúcar en la sangre disminuye.

La insulina influye también en el hígado, el que desempeña un papel clave para mantener los niveles de azúcar en niveles normales. Después de comer, cuando los niveles de insulina están elevados, el hígado acepta y almacena azúcar adicional en forma de glucógeno. Entre alimentos, cuando los niveles de insulina son bajos, el hígado libera glucógeno en la corriente sanguínea en forma de azúcar, manteniendo el nivel de azúcar en la sangre dentro de límites estrechos y normales.

## Tipos de insulina

Todas las personas con diabetes tipo 1 y algunas personas con diabetes tipo 2 necesitan insulina para reemplazar la que su páncreas no es capaz de producir. La insulina se aplica en inyección con una jeringa o una pluma de insulina, o en infusión continua con una bomba de insulina. La insulina no está disponible en forma de tabletas porque su estructura química se destruye durante la digestión, haciendo que la hormona no sea eficaz cuando llega a la sangre. Se utilizan muchas formas de insulina y difieren en el tiempo que tardan para empezar a funcionar y en su duración. Los diagramas muestran el pico de acción y la duración de diferentes formas de insulina. El pico de acción se refiere al tiempo en que la hormona está funcionando más. Los tiempos son aproximados.

### Insulina de acción corta

La insulina de acción corta funciona rápidamente, pero sus efectos duran sólo un tiempo limitado:

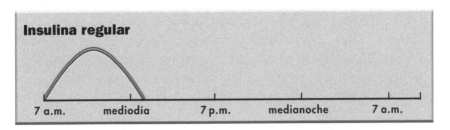

| Apariencia: | clara o cristalina |
| --- | --- |
| Inicio de acción: | 30 minutos a 1 hora |
| Pico de acción: | 3 a 4 horas |
| Duración: | 6 a 10 horas |

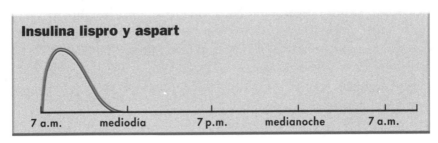

| Apariencia: | clara |
| --- | --- |
| Inicio de acción: | en los primeros 15 minutos |
| Pico de acción: | 1 hora |
| Duración: | 3 a 5 horas |

### Insulina de acción intermedia

La insulina de acción intermedia empieza a funcionar después de la insulina de acción corta y sus efectos tienen una mayor duración:

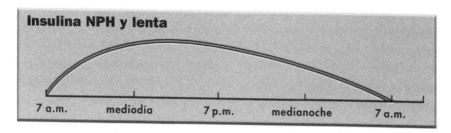

**Insulina NPH y lenta**

7 a.m.  mediodía  7 p.m.  medianoche  7 a.m.

Apariencia:            suspensión turbia
Inicio de acción:      2 horas
Pico de acción:        8 a 12 horas
Duración:              24 horas

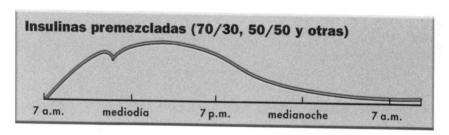

**Insulinas premezcladas (70/30, 50/50 y otras)**

7 a.m.  mediodía  7 p.m.  medianoche  7 a.m.

Apariencia:            suspensión turbia
Inicio de acción:      30 minutos a 1 hora
Pico de acción:        3 horas y de nuevo 8 a 12 horas
Duración:              24 horas

## Insulina de acción prolongada

La insulina de acción prolongada tarda varias horas para funcionar, pero la duración de su pico de acción es mayor que la de otras formas de insulina:

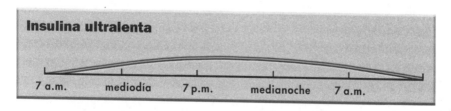

**Insulina ultralenta**

7 a.m.  mediodía  7 p.m.  medianoche  7 a.m.

Apariencia:            suspensión turbia
Inicio de acción:      7 horas
Pico de acción:        más de 22 horas
Duración:              más de 24 horas

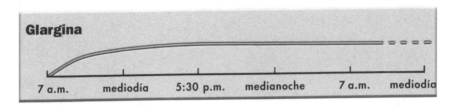

| Apariencia: | clara |
|---|---|
| Inicio de acción: | 1 a 2 horas |
| Pico de acción: | hasta 24 horas |
| Duración: | 24 horas o más |

## Análogos de insulina

El objetivo de cualquier programa de insulina es mantener el azúcar dentro o cerca del rango normal, imitando la secreción pancreática normal de insulina. En forma ideal, este régimen proporcionaría secreción continua (basal) de insulina, así como secreciones periódicas relacionadas con los alimentos. Aun cuando las insulinas de tipo humano actuales son muy útiles, no son perfectas. Su acción y velocidad de absorción varían.

Los investigadores han descubierto que mediante arreglos en la estructura química de la insulina sintética humana, pueden crear formas modificadas de insulina llamadas análogos de insulina. El inicio y duración de estos tipos de insulina más nuevos imita más estrechamente a la insulina natural.

**Insulina lispro e insulina aspart.** Estas formas de insulina son llamadas de acción rápida porque se absorben más rápidamente que la insulina regular. También tienen su pico más pronto y sus efectos desaparecen antes. La insulina lispro y la aspart funcionan sólo el tiempo suficiente para evitar que el azúcar de la sangre aumente demasiado después de los alimentos.

Una de las desventajas de las insulinas de acción rápida —que también puede ocurrir con otros tipos de insulina— es que pueden hacer que el nivel de azúcar en la sangre disminuya demasiado (hipoglucemia) si se administran demasiado tiempo antes de un alimento. Para evitar que esto ocurra estos medicamentos deben aplicarse cuando usted come.

**Glargina.** Los investigadores esperan que los análogos de insulina de acción prolongada puedan proporcionar un control más consistente del azúcar. El desarrollo de estos medicamentos ha sido lento, pero uno de los análogos de la insulina ha sido aprobado por la Administración de Alimentos y Medicamentos. La glargina requiere sólo una inyección al día, empieza a funcionar 1 a 2 horas después de la inyección y no tiene un pico específico.

## Regímenes de insulina

El tipo y la dosis de insulina que necesita dependen de las características de su enfermedad. Su régimen diario de insulina puede requerir uno o dos tipos de insulina. Mezclar dos tipos de insulina puede imitar más de cerca la producción normal de ésta. Puede aplicarse insulina de acción corta para imitar la secreción de insulina durante los alimentos y una de acción más prolongada para imitar la secreción basal de insulina.

Su médico lo ayudará a decidir cuál régimen funciona mejor para su diabetes y su estilo de vida. Existen varios tipos de regímenes de insulina:

**Dosis única.** Se aplica una dosis de insulina de acción intermedia una vez al día. Este régimen es el menos útil para las personas con diabetes tipo 1.

**Dosis mezcladas.** Se inyecta tanto insulina de acción corta como insulina de acción intermedia —mezcladas en una jeringa— en las mañanas.

**Dosis única premezclada.** Se inyecta una dosis de insulina premezclada en las mañanas.

**Dosis dividida.** Se aplica dos inyecciones de insulina de acción intermedia todos los días. Estas inyecciones generalmente se aplican antes del desayuno y antes de la comida de la noche, o antes del desayuno y al acostarse.

**Dosis mezcladas divididas.** Se aplica dos inyecciones que contienen una combinación de insulina de acción corta y de acción intermedia —mezcladas en una jeringa— todos los días. Generalmente se aplican antes del desayuno y antes de la comida de la noche.

**Dosis premezcladas divididas.** Se aplican dos inyecciones de insulina premezclada diariamente. Generalmente se aplican antes del desayuno y antes de la comida de la noche, o antes del desayuno y al acostarse.

**Tratamiento intensivo con insulina.** Este régimen implica múltiples inyecciones diarias de insulina o el uso de una bomba portátil que administra continuamente insulina.

# Tratamiento intensivo con insulina

Una de las cosas que los investigadores han aprendido es que la gente que recibe insulina tiene menos riesgo de complicaciones de la diabetes si puede mantener su azúcar en la sangre dentro de un rango normal o casi normal — el llamado tratamiento intensivo con insulina o control estricto del azúcar en la sangre. Ésta es la forma preferida de tratamiento para la gente con diabetes tipo 1. También se recomienda en algunas personas con diabetes tipo 2.

El tratamiento intensivo con insulina implica controlar frecuentemente el azúcar en la sangre, utilizar una combinación de insulinas y ajustar las dosis de insulina de acuerdo con los niveles de azúcar en la sangre, la dieta y los cambios en la rutina diaria. Cuando se practica adecuadamente, el tratamiento intensivo con insulina puede:

- Disminuir su riesgo de daño ocular
- Disminuir su riesgo de enfermedad renal
- Disminuir su riesgo de daño nervioso
- Mejorar sus niveles de colesterol
- Disminuir significativamente su riesgo de enfermedad cardíaca

Dos métodos para establecer el tratamiento intensivo con insulina son:

**Inyecciones múltiples diarias (IMD).** El tratamiento con inyecciones múltiples diarias incluye tres o más inyecciones de insulina diariamente para alcanzar un buen control del azúcar en la sangre. Se utiliza tanto insulina de acción corta como de acción más prolongada.

**Una bomba de insulina.** Una bomba de insulina imita más la forma en que su cuerpo proporciona insulina. La insulina de acción corta utilizada con la bomba ofrece efectos más consistentes y predecibles que la de acción más prolongada. Las bombas de insulina se discuten con mayor detalle después en este capítulo.

## Desventajas del control estricto

El tratamiento intensivo con insulina tiene dos posibles desventajas: niveles bajos de azúcar (hipoglucemia) y aumento de peso. Mientras más estricto es el control de los niveles de azúcar en la sangre, mayor es el riesgo de presentar niveles bajos en sangre cuando cambia la rutina diaria y el azúcar varía de su rango normal. Puede contrarrestar este riesgo siendo consciente de los síntomas de hipoglucemia y respondiendo rápidamente en cuanto empieza a presentarlos. Para mayor información sobre niveles bajos de azúcar, vea el capítulo 2.

El aumento de peso puede ocurrir debido a que mientras más insulina utiliza para controlar el azúcar, más azúcar entra en las células y menos azúcar sale en la orina. El azúcar que no usan sus células se acumula en forma de grasa. Un plan de alimentación saludable puede ayudar a limitar el aumento de peso.

## Cómo inyectar la insulina

Cuando le diagnostican diabetes puede sentirse atemorizado o nervioso respecto de tener que aplicarse usted mismo la insulina. Es natural. Aprender el proceso y hacerlo unas cuantas veces lo ayudará a sentirse más a gusto. La forma más frecuente de aplicar la insulina es con una jeringa. Este método aplica la insulina debajo de la piel, de donde se absorbe a la sangre. Un método alternativo para inyectar la insulina implica el uso de una pluma de insulina (vea "Instrumentos más nuevos de inyección" en la página siguiente).

### Elija un sitio

La insulina puede inyectarse en cualquier área del cuerpo en donde se encuentra una capa de tejido graso y en donde los vasos sanguíneos grandes, nervios, músculos y huesos no están cerca de la superficie. La inyección directa de insulina en la sangre —aunque algunas veces se practica en un hospital— no se recomienda para uso diario porque es incómodo y porque haría que la insulina actuara demasiado rápidamente. La insulina se absorbe más uniformemente si se inyecta en el abdomen, excepto en el radio de 5 cm alrededor del ombligo. Rote el sitio de cada inyección.

## Instrumentos más nuevos de inyección

Durante muchos años la jeringa convencional con aguja fue el único instrumento para inyectar la insulina. Ahora se dispone de otras opciones:

**Plumas para inyectar insulina.** Aun cuando utiliza todavía una aguja, las plumas de insulina ofrecen una forma conveniente, más precisa y discreta para aplicar la insulina. Este dispositivo parece una pluma con un cartucho — 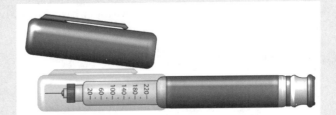 pero el cartucho está lleno de insulina en lugar de tinta. Algunas plumas usan cartuchos desechables que ya contienen insulina. Otras plumas son completamente desechables. Usted coloca una aguja de punta fina, como en una jeringa, en la punta de la pluma. Gira un disco para seleccionar la dosis de insulina, inserta la aguja debajo de su piel y oprime un botón en el extremo de la pluma para aplicar la insulina.

Aun cuando las jeringas con agujas son todavía la forma más popular de aplicar la insulina, las plumas se están haciendo más populares.

**Inyectores de presión de insulina.** Estos dispositivos utilizan aire a alta presión para enviar una fina nebulización de insulina debajo de la piel. Puede ser una forma dolorosa de recibir insulina, y no es tan precisa como otros métodos porque parte del medicamento puede perderse durante la inyección. Los inyectores de presión pueden ser una opción si no puede usar agujas. Sin embargo, si no utiliza el dispositivo correctamente, puede lesionar la piel. Los inyectores de presión son más costosos que las plumas.

Su médico o su educador en diabetes pueden mostrarle áreas alternativas para inyección, como caderas, glúteos, brazos y muslos. Generalmente es mejor administrar la insulina en el abdomen porque la absorción de la insulina en otras áreas es más variable y depende a menudo del nivel de actividad física. Después de determinar el sitio para la inyección de insulina, límpielo con alcohol o jabón y agua, y deje que se seque antes de aplicar la inyección.

### Cómo aspirar la insulina en la jeringa

Con tiempo y práctica el proceso de aspirar la insulina en la jeringa se vuelve rutinario y no es ya tan atemorizante. Ésta es la forma de hacerlo:

- Traiga los materiales que necesita: algodón, alcohol, insulina y una jeringa.
- Verifique la etiqueta del frasco de insulina para ver la fuente, tipo, concentración y fecha de caducidad. Debe usar el mismo tipo de insulina cada vez, a menos que su médico le diga algo diferente. Cambiar los tipos de insulina puede afectar el control del azúcar.
- Verifique el frasco de insulina en busca de cambios en la insulina. Asegúrese que no hay grumos, escarcha, precipitados o cambios en la transparencia o en el color. Cualquier cambio en la apariencia puede significar que la insulina ha perdido potencia.
- Lave sus manos con agua y jabón.
- Ruede suavemente el frasco de insulina entre sus manos para mezclarla. Si lo agita puede disminuir la potencia. Asegúrese que no quedan partículas en el fondo del frasco.
- Limpie la parte superior del frasco de insulina con un algodón con alcohol.
- Retire la cubierta de la aguja de la jeringa estéril.
- Jale el émbolo para que entre en la jeringa una cantidad de aire igual a la cantidad de insulina que necesita.

- Inserte la aguja a través del tapón de hule del frasco de insulina y empuje el aire de la jeringa al frasco.

- Mientras mantiene la aguja en el frasco, voltee el frasco completamente boca abajo.

- Jale el émbolo de la jeringa un poco más allá del número de unidades de insulina que va a inyectar. Asegúrese que aspira insulina, no aire. El aire no es peligroso, pero puede disminuir la cantidad de insulina en la jeringa.

- Elimine las burbujas de aire empujando la insulina hacia el frasco y aspirando de nuevo, o dando un golpe brusco en la jeringa con el dedo y empujando el émbolo para expulsar el aire hacia el frasco.

- Vuelva a verificar la jeringa en busca de aire. Si hay aire, repita el paso previo.

- Verifique de nuevo la cantidad de insulina en la jeringa.

- Retire la aguja del frasco.

Si necesita inyectar dos tipos de insulina al mismo tiempo, escriba en un papel la cantidad de cada tipo de insulina que va a inyectar y súmelas para determinar el número total de unidades. Siga los pasos precedentes para aspirar la insulina hasta que llegue al punto en que retira la cubierta estéril de la jeringa. A partir de ese momento, haga lo siguiente:

- Jale el émbolo para aspirar en la jeringa una cantidad de aire igual a la cantidad de insulina de acción intermedia o de acción prolongada que necesita.

- Inserte la aguja a través del tapón de hule del frasco de insulina de acción intermedia o prolongada y empuje el aire de la jeringa al frasco. Esto iguala la presión de aire en el frasco. Sin esto, será difícil aspirar la insulina.

- Retire la aguja del frasco *sin aspirar insulina*.

- Jale el émbolo para aspirar en la jeringa una cantidad de aire igual a la cantidad de insulina de acción corta que necesita.

- Inserte la aguja a través del tapón de hule del frasco de insulina de acción corta y empuje el aire de la jeringa al frasco.

- Mientras mantiene la aguja en el frasco, voltee el frasco completamente boca abajo.

- Jale el émbolo de la jeringa un poco más allá del número de unidades de insulina de acción corta que va a inyectar. Asegúrese que aspira insulina, no aire.

- Elimine las burbujas de aire empujando la insulina hacia el frasco y aspirándola de nuevo, o dando un golpe brusco en la jeringa con el dedo y empujando el émbolo para expulsar el aire hacia el frasco.

- Vuelva a verificar la jeringa en busca de aire. Si hay aire, repita el paso previo.

- Verifique de nuevo la cantidad de insulina en la jeringa.

- Retire la aguja del frasco.

- Inserte la aguja a través del tapón de hule del frasco de insulina de acción intermedia o de acción prolongada.

- Mientras mantiene la aguja en el frasco, voltee el frasco completamente boca abajo.

- Aspire cuidadosamente el número necesario de unidades de insulina. Si aspira más de la cantidad correcta, no regrese la insulina al frasco. Deseche la jeringa y empiece de nuevo.

- Verifique de nuevo la cantidad de insulina en la jeringa. Debe ser igual a la suma que tiene en el papel.

- Retire la aguja del frasco.

### Cómo inyectar la insulina

Una vez que tiene la cantidad correcta de insulina en la jeringa y que ha retirado la aguja del frasco, es tiempo de inyectar el medicamento:

- Sostenga la jeringa como un lápiz. Inserte rápidamente toda la aguja en un pliegue de la piel en un ángulo de 90 grados (vea la ilustración en la página siguiente). Si usted es delgado, puede necesitar utilizar una aguja corta o inyectar en un ángulo de 45 grados para evitar inyectar en el músculo, especialmente en el área del muslo.

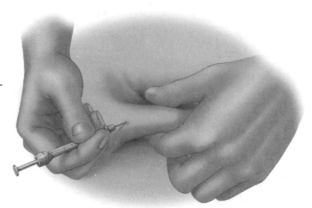

- Suelte la piel e inyecte la insulina empujando suavemente el émbolo hasta el fondo a una velocidad constante y moderada. Si el émbolo se atora al estar inyectando la insulina, retire la aguja y observe el número de unidades que quedan en la jeringa. Contacte a su médico, enfermera o educador en diabetes para más instrucciones.
- Coloque el algodón con alcohol en la piel a un lado de la aguja y retire la aguja.
- Aplique presión ligera con el algodón con alcohol en el sitio de la inyección durante 3 a 5 segundos. No frote.
- Deseche la aguja en un recipiente cubierto, a prueba de perforaciones.

## Cómo prevenir reacciones en la piel

Ocasionalmente, sobre todo cuando empieza a utilizar insulina, puede notar enrojecimiento y una ligera inflamación en el sitio de inyección. Esta irritación desaparece generalmente en 2 a 3 semanas. Podría ser el resultado de impurezas en la insulina, o podría originarse en una pequeña cantidad de alcohol que llega al tejido graso. Para evitar esto, deje secar el sitio de inyección después de limpiarlo con alcohol. Si la irritación de la piel dura más de 2 a 3 semanas o le molesta, hable con su médico.

Puede minimizar el dolor de las inyecciones haciendo lo siguiente:
- Asegúrese de que la insulina está a temperatura ambiente.
- Asegúrese de que no hay burbujas de aire en la jeringa.
- Relaje los músculos en el área de inyección.
- Atraviese la piel rápidamente con la aguja.
- No cambie la dirección de la aguja durante la inyección.

## Cómo evitar problemas potenciales

Los siguientes pasos pueden reducir su riesgo de problemas por el uso de insulina:

**Compre toda su insulina con el mismo farmacéutico.** Esto ayuda a asegurar que recibe insulina de la misma fuente y del mismo tipo y concentración, a menos que su médico recomiende un cambio. Verifique la fecha de caducidad y conserve siempre un frasco de repuesto.

**Conserve la insulina en el refrigerador hasta que se abra.** Después de abrir el frasco, puede guardarse a temperatura ambiente durante 1 mes. La insulina a temperatura ambiente causa menos molestias cuando se inyecta. Deseche la insulina después de la fecha de caducidad o después de guardarla a temperatura ambiente un mes.

**Evite temperaturas extremas.** Nunca congele la insulina, o la exponga a temperaturas sumamente elevadas o a la luz del sol directamente.

**Busque cambios en la apariencia.** Deseche la insulina que ha cambiado de color o contiene partículas sólidas.

**Lleve consigo una identificación de diabetes.** Lleve consigo una identificación en el cuello o un brazalete que lo identifique como usuario de insulina. Además, lleve consigo una tarjeta de identificación que incluya el nombre y teléfono de su médico y todos los medicamentos que está tomando, incluyendo el tipo de insulina. En caso de que su nivel de azúcar baje demasiado, esto ayudará a la gente a saber cómo responder.

**Hable.** Para evitar posibles interacciones o efectos secundarios de los medicamentos, informe a su dentista y a los médicos que pueden no estar familiarizados con su historial médico que usted recibe insulina.

**Verifique todos los medicamentos.** Antes de tomar cualquier fármaco diferente a la insulina, incluyendo los productos que puede obtener sin receta, lea la etiqueta de advertencias. Si la etiqueta dice que no debe tomar el medicamento si tiene diabetes, consulte a su médico antes de tomarlo.

Algunas personas desarrollan huecos, bolas o engrosamiento de la piel en áreas en que se inyectan la insulina. Pregunte a su médico o educador en diabetes qué puede hacer para evitarlo. A menudo, rotando el sitio de inyecciones evita o reduce este problema. Evite la inyección en áreas de huecos, bolas o piel engrosada porque la insulina no se absorbe bien.

En casos raros, las inyecciones de insulina pueden causar una reacción alérgica severa, incluyendo dificultad para respirar y deglutir. Ésta es una urgencia médica y debe ver a un médico inmediatamente.

## Bombas de insulina

A principios de la década de 1960 surgió la noción de proporcionar insulina continuamente. Esta idea llevó al desarrollo de un dispositivo llamado bomba de insulina, que puede proporcionar una cantidad continua de insulina, eliminando la necesidad de las inyecciones diarias. La primera bomba de insulina era demasiado complicada para ser práctica, pero a finales de la década de 1970, apareció una bomba portátil que se veía prometedora. La primera experiencia reportada del uso de bombas portátiles fue en Londres en 1978. Fue seguida de varios estudios que confirmaron la eficacia del tratamiento con la bomba, conocido como infusión continua de insulina subcutánea (ICIS).

Al ser las bombas de insulina más pequeñas y mejores, su uso se ha generalizado más. Actualmente las bombas son más pequeñas que una baraja y pueden colgarse en el cinturón. A diferencia de los modelos iniciales, sus baterías duran más tiempo y requieren cambio sólo cada mes o dos meses.

### Cómo funciona la bomba de insulina

Una bomba de insulina es un pequeño dispositivo de bombeo que usted lleva fuera de su cuerpo. Contiene una jeringa reservorio que usted llena con insulina. Un pequeño tubo flexible conecta el reservorio de insulina con un catéter que se inserta bajo la piel del abdomen. Se usa una aguja para insertar el catéter y luego se retira la aguja.

La bomba dispensa la cantidad deseada de insulina a través del catéter, de acuerdo con la información que usted ha programado en el microprocesador. La insulina se administra continuamente en infusión lenta a una velocidad determinada por su médico. Puede usted programar la bomba para proporcionar cantidades más grandes de insulina durante los alimentos, de acuerdo con la cantidad de alimento que consume. Este aumento de dosis es llamado un bolo de insulina.

Cada dos o tres días necesita cambiar el sitio de infusión. Para hacerlo, usted retira el catéter e inserta uno nuevo en un sitio diferente. Su médico o educador en diabetes probablemente le recomiendan que rote el sitio de inyección entre los cuatro cuadrantes de su abdomen. El reservorio que tiene la insulina también necesita llenarse después de algunos días.

Si decide usar una bomba de insulina, requiere entrenamiento en todos los aspectos del uso de la bomba y el manejo intensivo de la diabetes. Durante este entrenamiento aprende la forma para determinar sus requerimientos de insulina, cómo programar la bomba para administrar con seguridad la insulina y cómo insertar el catéter y los cuidados del sitio de inyección.

### Comodidad y control

La ventaja principal de las bombas de insulina para muchas personas es un mejor control del azúcar en la sangre. La bomba les permite adaptar mejor sus necesidades de insulina con el aporte de insulina. Las personas que usan bombas de insulina a menudo logran niveles normales o casi normales de azúcar en la sangre. Muchas personas consideran que una bomba les permite también un estilo de vida más flexible.

Otras ventajas de una bomba de insulina incluyen:

- Alarmas integradas que le avisan si se tapa el catéter, se acaba la insulina o la batería está baja
- Presentación visual de aplicaciones previas de insulina conservadas en la memoria
- Capacidad de programar múltiples secreciones basales para ayudar a evitar la disminución de azúcar (hipoglucemia), o la elevación del azúcar (hiperglucemia)

- Capacidad para proporcionar insulina gradualmente con los alimentos, lo que es particularmente útil si consume un alimento rico en grasa, porque la grasa hace más lenta la absorción de carbohidratos y extiende la producción de glucosa
- Capacidad para suspender o disminuir el aporte de insulina durante el ejercicio y la actividad física
- Tecnología de separación rápida para desconectar fácilmente el catéter de infusión en situaciones tales como duchas, natación o actividad sexual
- Mejor control del azúcar en situaciones difíciles de controlar: viajes, turnos variables en el trabajo, horarios erráticos

### ¿Quién es candidato?

Las bombas de insulina pueden ser útiles, pero no son para todos. Si puede controlar su diabetes sin una bomba, la inversión puede no proporcionar mejoría significativa en el control del azúcar o en su estilo de vida.

Para beneficiarse con la bomba se necesita usarla adecuadamente, controlar su azúcar regularmente y estar dispuesto a trabajar estrechamente con su médico y educador en diabetes. Algunas personas encuentran este régimen demasiado exigente. Además, las bombas son caras. Sin embargo, muchas veces este costo es cubierto, por lo menos en parte, por el seguro médico. Otras desventajas incluyen el riesgo de infección en el sitio de la bomba, elevación del azúcar si falla la bomba para proporcionar la insulina y dificultad para incorporar la bomba en las actividades físicas, como natación y deportes de contacto.

Algunas mujeres que tienen diabetes y están embarazadas o están planeando embarazarse prefieren una bomba de insulina. La elevación del azúcar al principio del embarazo puede causar anomalías congénitas y enfermedades en infantes de madres diabéticas. El control estricto del azúcar reduce este riesgo. Una bomba de insulina puede beneficiar también a las personas que tienen:

**Un control deficiente del azúcar a pesar de tratamiento con múltiples inyecciones.** Una bomba de insulina usa únicamente insulina de acción corta. Los controles frecuentes del azúcar ayudan a determinar sus necesidades de insulina.

**Episodios de disminución severa de azúcar.** Una bomba puede reducir la incidencia de hipoglucemia grave.

**Sensibilidad extrema a la insulina.** Una bomba proporciona cantidades fraccionadas de insulina (incrementos de 0.05 a 0.10 unidades), reduciendo el riesgo de hipoglucemia.

**Problemas del fenómeno del amanecer.** Algunas personas presentan aumento de la producción de glucosa en las horas tempranas de la mañana y por lo tanto necesitan un incremento de insulina. Puede usted programar su bomba para aumentar la insulina durante este tiempo para contrarrestar la elevación de azúcar.

**Horarios variables de trabajo y actividad.** Una bomba le deja la libertad de programar sus dosis de insulina para satisfacer sus necesidades cambiantes.

## Bombas de insulina implantables

Los investigadores están experimentando con la posibilidad de implantar una bomba de insulina en la parte inferior de su abdomen, haciéndola más cómoda y menos notoria. También están trabajando sobre nuevas preparaciones de insulina que puedan utilizarse en las bombas implantables, y están estudiando las formas de prevenir la acumulación de residuos de insulina en el catéter de la bomba, que podría ser un problema. Mientras que algunos resultados son alentadores, se requiere todavía mucho más trabajo antes de que las bombas implantables estén listas para el uso diario.

### La educación es esencial

Para tener los mejores resultados necesita conocer la forma en que funciona la bomba y no tener temor de los dispositivos mecánicos. Es esencial tener una clara comprensión de la relación entre la insulina, el alimento y la actividad, para que pueda programar su bomba para ayudarlo en situaciones cambiantes. Incluso cuando usa una bomba, tiene necesidad de verificar el azúcar en la sangre cuatro o más veces al día.

El éxito depende también de tener expectativas reales. Si espera demasiado de la bomba, puede desilusionarse. Es tan buena como la persona que la usa. Es también importante reunirse regularmente con gente que tiene experiencia en el uso de la bomba —su médico, educador en diabetes o dietista— para asegurarse que utiliza correctamente el dispositivo y que todo está bien.

## Preguntas y respuestas

**Si estoy enfermo, especialmente si estoy vomitando, ¿debo recibir mi dosis habitual de insulina?**
Siga recibiendo insulina, especialmente si tiene diabetes tipo 1, para prevenir elevaciones significativas de azúcar o acumulación de ácidos en la sangre (cetoacidosis). Vigile su azúcar frecuentemente y ajuste las dosis de insulina según sea necesario. Manténgase bien hidratado con líquidos que contienen calorías. Si el azúcar se encuentra persistentemente por arriba de 300 mg/dL o si no mantiene los líquidos porque vomita, llame a su médico.

**Si estoy programado para cirugía, ¿debo recibir mi dosis habitual de insulina?**
Antes de la cirugía debe estar en ayunas. Si se aplica insulina, omita las dosis de acción corta. La regla general es aplicarse la mitad de su dosis habitual de insulina de acción intermedia, pero verifique esto con su médico. Si está usando una bomba, mantenga la dosis basal de insulina. Recuerde verificar frecuentemente su azúcar antes y después de circunstancias especiales, como la cirugía.

**¿Qué debo hacer si se me olvida aplicarme una inyección de insulina?**
Si omite sólo una dosis, generalmente no es un problema. Espere hasta la siguiente inyección y aplíquese la cantidad habitual. No la duplique para compensar la inyección que omitió.

**He escuchado que los investigadores están trabajando en formas alternativas para aplicar la insulina. ¿Cuál es el estado de esta investigación?**
La investigación de la insulina continúa en muchos frentes, incluyendo métodos menos invasores de aplicación. Los científicos están experimentando con dos tipos de preparaciones inhaladas de insulina. Una se aplica a través de la boca y otra a través de la nariz. Sin embargo, se requiere mucho trabajo todavía, antes que los investigadores puedan valorar si estos métodos son efectivos y confiables.

## Capítulo 8

# Medicamentos para la diabetes tipo 2

A diferencia de la diabetes tipo 1, que requiere insulina diariamente, el tratamiento de la diabetes tipo 2 es más complejo, porque puede usted seguir diferentes caminos para manejar su azúcar (glucosa). En muchas personas con diabetes tipo 2, los cambios en el estilo de vida pueden controlarla. En otros, estos cambios no son suficientes. Tarde o temprano la mayoría de la gente necesita la ayuda de medicamentos.

Existen diversas opciones de medicamentos para el tratamiento de la diabetes tipo 2. Además de insulina se dispone de cinco categorías de medicamentos orales. Cada una de estas clases tiene una estructura química diferente y su propio método para bajar el azúcar en la sangre. Algunos medicamentos orales para la diabetes estimulan el páncreas para producir más insulina, otros ayudan a su cuerpo a disminuir la resistencia a la insulina y otros hacen más lenta la absorción de carbohidratos.

Para controlar eficientemente el azúcar, puede necesitar más de un medicamento. Los medicamentos orales pueden tomarse en combinaciones entre ellos o en combinación con insulina. Su médico determinará si necesita usted medicamentos para controlar su azúcar en la sangre y qué tipo de medicamento. La mayoría de la gente empieza con un medicamento oral.

## Sulfonilureas

Las sulfonilureas se han utilizado durante décadas para controlar el azúcar. Los medicamentos funcionan estimulando las células beta del páncreas para producir más insulina. Por lo tanto, para beneficiarse con el medicamento, el páncreas debe ser capaz de producir insulina.

Las sulfonilureas incluyen los siguientes medicamentos:
- Cloropropamida
- Glimepirida
- Glipizida
- Gliburida
- Tolazamida
- Tolbutamida

La glipizida, gliburida y glimepirida —sulfonilureas de segunda generación— son las más frecuentemente utilizadas. Estas versiones más nuevas de los medicamentos originales tienen menos probabilidad de causar niveles bajos de azúcar en la sangre (hipoglucemia) y no permanecen tanto tiempo en su sistema circulatorio, disminuyendo el riesgo de complicaciones por el medicamento. La glipizida está disponible en dos formas: una versión de acción corta y una versión de liberación prolongada (LP). Con la versión de liberación sostenida, usted toma el medicamento con menos frecuencia.

Una ventaja de la glimepirida es que es más segura en individuos con función renal disminuida porque el trastorno no afecta la absorción y acción del medicamento. Con otras sulfonilureas, la función renal disminuida hace que los medicamentos se acumulen, aumentando el riesgo de niveles bajos de azúcar en la sangre.

**Posibles efectos secundarios**

La hipoglucemia es el efecto secundario más frecuente de las sulfonilureas, especialmente en los primeros 4 meses del tratamiento cuando la disminución del azúcar en ayunas es más dramático. Tiene usted mucho mayor riesgo de desarrollar hipoglucemia si tiene disminución de la función hepática o renal. De hecho, estos trastornos pueden influir en su médico para no prescribir una sulfonilurea. La investigación sugiere también que las sulfonilureas pueden aumentar el riesgo de problemas cardíacos. Sin embargo, en un estudio grande (Estudio Prospectivo de Diabetes del Reino Unido) se encontró que la gente que toma sulfonilureas no parece tener riesgo aumentado de problemas cardíacos.

**Precauciones**

Hacer cualquier cosa que disminuya el azúcar en la sangre después de que ha tomado una sulfonilurea, como omitir un alimento o practicar más ejercicio del habitual, puede llevar a hipoglucemia. Tomar alcohol o ciertos medicamentos con sulfonilureas, incluyendo descongestionantes, puede también producir hipoglucemia porque refuerza los efectos del medicamento. Medicamentos como los esteroides, beta-bloqueadores, niacina y el medicamento para el acné Retin-A pueden disminuir la eficacia de las sulfonilureas.

Hable con su médico antes de tomar cualquier medicamento de prescripción o que se puede obtener sin receta. Es mejor que surta todas sus recetas en la misma farmacia para que su farmacéutico pueda alertarlo de cualquier interacción potencial de los medicamentos.

## Meglitinidas

Las meglitinidas son químicamente diferentes de las sulfonilureas, pero sus efectos son similares. Estos medicamentos causan una liberación rápida pero breve de insulina por el páncreas. Debido a que funcionan rápidamente y sus efectos disminuyen rápidamente también, los medicamentos se toman con alimentos, iniciando su acción poco tiempo después, cuando su nivel de azúcar en la sangre está más elevado.

La repaglinida es el único medicamento de esta clase aprobado por la Administración de Alimentos y Medicamentos (FDA). Se están desarrollando otros medicamentos y se espera que estén disponibles en un futuro cercano.

### Posibles efectos secundarios

Como las sulfonilureas, las meglitinidas pueden causar hipoglucemia. Sin embargo, estimulan la producción de insulina únicamente si su nivel de azúcar está elevado, por lo que el riesgo de hipoglucemia es menor.

### Precauciones

Como en el caso de las sulfonilureas, debe ser consciente de las posibles interacciones con otros medicamentos o con el consumo de alcohol.

## Biguanidas

Las biguanidas mejoran la respuesta de su cuerpo a la insulina, disminuyendo la resistencia a ella. Entre alimentos el hígado libera azúcar almacenado a la circulación. En la gente con diabetes tipo 2, este proceso frecuentemente es exagerado. Las biguanidas reducen la cantidad que el hígado libera durante el ayuno. Como resultado, necesita usted menos insulina para transportar el azúcar de la sangre a las células.

La metformina es el único medicamento de esta clase disponible en Estados Unidos. Un beneficio importante del medicamento es que se asocia a menos aumento de peso que otros medicamentos para la diabetes. Por esta razón se prescribe a menudo en personas con diabetes tipo 2 que tienen sobrepeso. Además, el medicamento puede reducir ligeramente las grasas de la sangre —colesterol y triglicéridos— que tienden a estar más elevadas de lo normal en personas con diabetes tipo 2. La metformina está disponible también en tabletas de liberación extendida.

**Posibles efectos secundarios**
La metformina es generalmente bien tolerada, pero puede producir efectos secundarios en algunas personas. Avise a su médico si presenta cualquiera de los siguientes síntomas:

- Cambios en el sabor, como sabor metálico desagradable en la boca
- Falta de apetito
- Náusea o vómito
- Distensión abdominal, molestias o dolor
- Gas o diarrea
- Erupción cutánea

Estos efectos generalmente ocurren en las primeras semanas de tomar el medicamento y disminuyen con el tiempo. Tienen menos probabilidad de ocurrir si toma el medicamento con alimento y si empieza con una dosis baja y la aumenta gradualmente.

Cuando se combina con otros medicamentos para la diabetes, como sulfonilureas, meglitinida o insulina, la metformina puede causar hipoglucemia. Un efecto secundario raro pero grave de la metformina es la acidosis láctica, una acumulación de ácido láctico en su cuerpo que puede resultar de la acumulación excesiva del medicamento. Tiene usted mayor probabilidad de presentar este trastorno si tiene enfermedad renal, insuficiencia cardíaca congestiva o cualquier otra enfermedad que pueda hacer que su cuerpo produzca demasiado ácido láctico. Los síntomas de la acidosis láctica incluyen:

- Cansancio
- Debilidad
- Dolores musculares
- Dificultad para respirar
- Dolor abdominal
- Mareo
- Somnolencia

**Precauciones**
La metformina y el alcohol no se mezclan bien. Si toma alcohol diariamente o si ocasionalmente toma alcohol en exceso, la

metformina puede producir acidosis láctica. Si su médico le recomienda metformina y usted toma alcohol, mencione el uso de alcohol a su médico.

Si toma el medicamento gastrointestinal cimetidina, la dosis de metformina puede requerir ser disminuida por una posible interacción de los medicamentos. La cimetidina puede interferir con la capacidad de los riñones para eliminar la metformina de su cuerpo, causando una posible acumulación de el medicamento y posible acidosis láctica. Debido al potencial de acidosis láctica, es importante también que deje de tomar metformina antes de cualquier procedimiento que implique el uso de un colorante intravenoso (IV). Los colorantes IV se utilizan algunas veces en procedimientos de imagenología, como la tomografía computarizada (TC).

## Inhibidores de la alfa-glucosidasa

Los inhibidores de la alfa-glucosidasa bloquean la acción de enzimas del tracto digestivo que degradan los carbohidratos en azúcar, haciendo más lenta la digestión de carbohidratos. El azúcar se absorbe en la sangre más lentamente de lo habitual, limitando la elevación rápida de azúcar en la sangre que ocurre habitualmente después de un alimento.

Dos medicamentos están en esta clase: acarbosa y miglitol. Se toman con cada alimento. Debido a que los medicamentos no son tan efectivos como las sulfonilureas o la metformina para controlar los niveles de azúcar en la sangre en ayunas, se prescriben típicamente si su azúcar alcanza sus niveles más elevados después de los alimentos (elevaciones posprandiales).

### Posibles efectos secundarios

Los inhibidores de la alfa-glucosidasa son bastante seguros y efectivos, pero causan efectos secundarios gastrointestinales que pueden ser molestos, incluyendo distensión o molestias abdominales, gas o diarrea. Estos efectos generalmente ocurren en las primeras semanas de tomar el medicamento y disminuyen con el tiempo. Si empieza con una dosis baja del medicamento y la aumenta gradualmente, tiene más probabilidad de presentar sólo síntomas leves y no severos.

Cuando se toma con otro medicamento oral para la diabetes, como sulfonilureas o insulina, corre el riesgo aumentado de hipoglucemia.

Si presenta hipoglucemia, tome leche o use tabletas o gel de glucosa para tratarla. No use azúcar o jugo de fruta porque los inhibidores de la alfa-glucosidasa bloquean la absorción de estos azúcares.

**Precauciones**
Debido a los posibles efectos secundarios, no debe tomar acarbosa o miglitol si tiene los siguientes trastornos:

- Síndrome del colon irritable
- Colitis ulcerosa o enfermedad de Crohn
- Obstrucción intestinal parcial o predisposición para este problema
- Un trastorno crónico de mala absorción, como la enfermedad celiaca

Si se toman en altas dosis, la acarbosa y el miglitol pueden dañar su hígado. Afortunadamente el daño es generalmente reversible al reducir la dosis o descontinuar el medicamento.

## Tiazolidinedionas

La mayoría de la gente con diabetes tipo 2 tiene resistencia a la insulina que evita que la hormona funcione adecuadamente. Las tiazolidinedionas ayudan a reducir el azúcar de la sangre haciendo que los tejidos de su cuerpo sean más sensibles a la insulina. Mientras más eficaz es la insulina en escoltar azúcar de la sangre a las células, menos azúcar permanece en la circulación. Las tiazolidinedionas impiden también la sobreproducción de azúcar en el hígado. Otro beneficio frecuente de las tiazolidinedionas es una disminución de los triglicéridos.

Esta clase de medicamentos incluyen los fármacos pioglitazona y rosiglitazona. También incluye la troglitazona, que ha sido retirada del mercado.

**Posibles efectos secundarios**
Los efectos secundarios de los medicamentos pueden incluir edema, aumento de peso y fatiga. Un efecto secundario raro pero severo de las tiazolidinedionas es el daño hepático. Antes de tomar pioglitazona o rosiglitazona, su médico debe practicar pruebas para valorar el hígado. Es importante también que se practiquen

---

## El retiro del mercado de troglitazona

La primera tiazolidinediona aprobada por la Administración de Alimentos y Medicamentos (FDA) fue retirada del mercado sólo un par de años después. La troglitazona fue aprobada en 1997 con altas expectativas para ayudar a la gente con diabetes tipo 2 que no se beneficia con otros medicamentos orales. Sin embargo, poco tiempo después de estar disponible, empezaron a aparecer casos de insuficiencia hepática. En marzo del 2000 la FDA pidió al fabricante de troglitazona retirar el producto del mercado.

El riesgo de daño hepático por otros medicamentos de esta clase, rosiglitazona y pioglitazona, parece ser menor debido a que son manejadas (metabolizadas) en forma diferente por el cuerpo. Sin embargo, la FDA requiere que los medicamentos lleven advertencias respecto de la posibilidad de daño hepático y recomienda que en la gente que toma rosiglitazona y pioglitazona se realicen pruebas periódicas para valorar la función hepática.

---

pruebas hepáticas cada dos meses el primer año de tratamiento. Contacte a su médico inmediatamente si presenta cualquier signo o síntoma de daño hepático:

- Náusea y vómito
- Dolor abdominal
- Fatiga
- Falta de apetito
- Orina oscura
- Color amarillo de la piel (ictericia)

### Precauciones

Las tiazolidinedionas se absorben mejor si se toman con alimentos. Si se toman solas no causan hipoglucemia, pero cuando se toman con sulfonilureas o insulina, puede ocurrir hipoglucemia. Si toma anticonceptivos, las tiazolidinedionas pueden hacer que los anticonceptivos sean menos eficaces.

## Insulina

La insulina se asocia generalmente al tratamiento de la diabetes tipo 1, pero es también efectiva para tratar la diabetes tipo 2. Puede aplicarse insulina sola o puede usarla en combinación con un medicamento oral para la diabetes.

Su médico puede recomendarle inyecciones de insulina si tiene un deficiente control de la diabetes, sea porque su páncreas no produce suficiente insulina o porque usted no responde a otros medicamentos. Su médico puede preferir la insulina si:

- Su azúcar en ayunas está muy elevada —más de 300 miligramos de glucosa por decilitro de sangre (mg/dL)— y si tiene un nivel elevado de cetonas en la orina (vea capítulo 2 para mayor información sobre las cetonas).
- Tiene un nivel de azúcar en ayunas muy elevado y presenta síntomas de diabetes.
- Tiene diabetes gestacional que no puede controlarse.

Puede usted necesitar insulina un periodo corto para ayudar a controlar la diabetes, o puede usarla a largo plazo para mantener el azúcar en límites seguros. La insulina a corto plazo puede producir también mejoría de su metabolismo a largo plazo, así como dar tiempo a las células beta del páncreas para recuperarse. Estas células pueden dañarse cuando se exponen a altos niveles de azúcar. Para mayor información sobre la insulina, vea el capítulo 7.

## Combinaciones de medicamentos

El objetivo de la terapia de combinación es maximizar los efectos de la disminución de glucosa por los medicamentos. Al combinar medicamentos de diferentes clases, pueden funcionar en dos formas diferentes para controlar el azúcar. La combinación más frecuente es tomar dos medicamentos separados al mismo tiempo. También pueden combinarse dos medicamentos en una tableta (vea "Una tableta de combinación" en la página 128).

Algunos médicos prescriben tres medicamentos al mismo tiempo. Se requieren más estudios para determinar los beneficios del tratamiento triple, pero éste puede ser una opción si la combinación de dos medicamentos orales no alcanza su objetivo. Cada una de las clases de medicamentos orales puede combinarse con otra.

### Una sulfonilurea y metformina

Las sulfonilureas son a menudo la base de la terapia de combinación por su capacidad para reforzar y mantener la secreción de insulina. Una sulfonilurea combinada con metformina es la combinación más estudiada. Los medicamentos parecen funcionar más eficientemente juntos que individualmente, disminuyendo el azúcar en ayunas hasta 70 mg/dL y la hemoglobina glucosilada hasta 2 por ciento. La metformina es también útil porque puede ayudar a la gente que tiene sobrepeso a evitar un aumento adicional de peso y, en algunos casos, a bajar de peso. Los efectos secundarios frecuentes de esta combinación incluyen náusea, diarrea y riesgo de hipoglucemia.

## Una sulfonilurea y un inhibidor de la alfa-glucosidasa
Combinar la acarbosa o el miglitol con una sulfonilurea es especialmente eficaz si presenta picos significativos de azúcar en la sangre inmediatamente después de los alimentos. Los posibles efectos secundarios incluyen cólico abdominal, gas y diarrea. También puede presentarse hipoglucemia. De nuevo, asegúrese que trata los episodios de hipoglucemia con leche o tabletas o gel de glucosa, porque los inhibidores de la alfa-glucosidasa bloquean la absorción del azúcar de mesa y del jugo de frutas.

## Una sulfonilurea y una tiazolidinediona
Éste es uno de los enfoque más nuevos en la terapia de combinación. Agregar una tiazolidinediona a una sulfonilurea es lógico cuando la dosis máxima de una sulfonilurea no está funcionando, cuando tiene sobrepeso y cuando sus células son muy resistentes a la insulina. Esta combinación también aumenta el riesgo de hipoglucemia porque las tiazolidinedionas mejoran la capacidad del cuerpo de utilizar la insulina, cuya producción es estimulada por las sulfonilureas.

## Metformina y un inhibidor de la alfa-glucosidasa
Los estudios muestran consistentemente que la combinación de acarbosa (un inhibidor de la alfa-glucosidasa) y metformina es más efectiva para disminuir el azúcar después de los alimentos, que la metformina sola. Debido a que el miglitol (otro inhibidor de la alfa-glucosidasa) es un medicamento más nuevo, no ha sido estudiado en combinación con metformina tan a menudo como la acarbosa, pero probablemente tiene los mismos beneficios. Los posibles efectos secundarios de la combinación de metformina y un inhibidor de la alfa-glucosidasa son los mismos que los asociados al uso por separado de metformina o un inhibidor de la alfa-glucosidasa. Los síntomas gastrointestinales son los efectos secundarios más frecuentes.

## Metformina y una tiazolidinediona

La FDA ha aprobado las tiazolidinedionas rosiglitazona y pioglitazona para uso con metformina. La combinación es más efectiva para reducir el azúcar que cualquiera de ellas por separado. Las precauciones y efectos secundarios son los mismos que los de medicamentos individuales.

## Medicamentos orales e insulina

Combinar insulina con un medicamento oral puede ayudar a ambas a funcionar más eficazmente. La combinación puede disminuir también los requerimientos diarios de insulina y puede limitar el aumento de peso asociado al tratamiento con insulina.

**Una sulfonilurea con insulina.** Hace años, si no se podía controlar el azúcar con una sulfonilurea, su médico probablemente suspendía el medicamento oral y prescribía insulina. Los estudios muestran ahora que agregar una dosis de insulina al acostarse a la dosis regular de una sulfonilurea puede mejorar el control del azúcar.

A primera vista, una sulfonilurea e insulina no parecen ser una combinación probable porque ambas refuerzan los niveles de insulina. Sin embargo, favorecen la circulación de insulina en diferentes partes del cuerpo. Utilizar una sulfonilurea con insulina puede permitir usar dosis menores de insulina y obtener el mismo control. Este régimen de tratamiento es llamado terapia IASD (insulina al acostarse y sulfonilurea durante el día). La terapia IASD puede ser útil también si no ha funcionado una combinación de sulfonilurea y metformina.

## Una tableta de combinación

La mayoría de tratamientos de combinación implica tomar dos medicamentos separados. Recientemente, la Administración de Alimentos y Medicamentos aprobó la primera tableta de combinación. Contiene gliburida y metformina en una tableta. El medicamento puede usarse solo o en combinación con gliburida o metformina adicional, o con una sulfonilurea.

Los efectos secundarios más frecuentes de este medicamento son diarrea y náusea. En casos raros, puede producir acidosis láctica.

**Metformina e insulina.** En forma similar a una combinación de sulfonilurea, combinar metformina con insulina puede disminuir la dosis de insulina. La metformina ayuda al hígado a volverse más sensible a la insulina, haciendo mejor uso de ella. La metformina contrarresta también el problema del aumento de peso asociado al uso de insulina. De hecho, puede usted bajar de peso cuando usa esta combinación. Una teoría es que la metformina reduce el apetito, haciendo que consuma usted menos calorías.

**Un inhibidor de la alfa-glucosidasa e insulina.** La FDA ha aprobado la combinación de acarbosa (un inhibidor de alfa-glucosidasa) e insulina. El nuevo inhibidor de alfa-glucosidasa, miglitol, no ha sido extensamente estudiado en combinación con insulina. La acarbosa hace más lenta la absorción de los carbohidratos, reduciendo su necesidad de insulina diaria. Debido a que la acarbosa hace más lenta la absorción de carbohidratos, aumenta también el riesgo de hipoglucemia que puede ocurrir con la insulina.

**Una tiazolidinediona e insulina.** Esta combinación es la más estudiada de las terapias de combinación con insulina. Si su azúcar está bien controlada, tomar una tiazolidinediona con insulina puede disminuir la cantidad de insulina que necesita diariamente. Si tiene dificultad para controlar el azúcar, agregar una tiazolidinediona puede ayudar a regular mejor los niveles de azúcar en la sangre. Un efecto secundario de esta combinación es la hipoglucemia, junto con los efectos secundarios ya mencionados de las tiazolidinedionas.

## Nuevos medicamentos para la diabetes

Se están desarrollando y estudiando varios medicamentos nuevos para la diabetes. Dos tratamientos que probablemente sean aprobados en un futuro cercano son el péptido semejante a glucagon (GLP-1) y el acetato de pramlintida.

### Péptido semejante a glucagon (GLP-1)

La hormona GLP-1 disminuye los niveles de azúcar en la sangre aumentando la producción de insulina y disminuyendo la secreción de azúcar por el hígado. Parece funcionar mejor si el páncreas secreta por lo menos un poco de insulina. La desventaja del medicamento es que no puede tomarse por vía oral porque es metabolizada muy rápidamente. La única forma de que el GLP-1 sea eficaz es aplicarlo por inyección o bomba de insulina.

## Acetato de pramlintida

El acetato de pramlintida es una réplica (análogo) sintética de la hormona humana de las células beta, amilina. Las células beta se encuentran en el páncreas y son cruciales para la producción de insulina. Los estudios muestran que agregando acetato de pramlintida a la terapia con insulina mejora el control del azúcar sin efectos secundarios significativos o riesgo de hipoglucemia.

## Preguntas y respuestas

### ¿Qué debo hacer si olvido tomar mi medicamento?

Si han pasado ya 6 horas o más sin haber tomado el medicamento, no lo tome, y no duplique la siguiente dosis. Siga su horario regular de medicamentos.

### ¿Puedo usar una bomba de insulina si tengo diabetes tipo 2?

Una bomba es una opción si usted se aplica insulina, independientemente de si tiene diabetes tipo 1 o tipo 2. La mayoría de la gente con diabetes tipo 2 no necesita una bomba porque está bien con tratamiento menos intensivo. Sin embargo, con la documentación adecuada, su seguro de salud puede cubrir el gasto de una bomba si tiene diabetes tipo 2. Para mayor información sobre las bombas de insulina, vea el capítulo 7.

### ¿Ayuda alguno de los remedios de hierbas a tratar la diabetes tipo 2?

Algunas personas con diabetes toman remedios de hierbas en un intento por disminuir sus síntomas, aun cuando la eficacia y los efectos secundarios de estos remedios generalmente se desconocen. La Asociación Estadounidense de Diabetes advierte en contra de su uso porque existe poca investigación para comprobar que los remedios sean seguros y eficaces.

Un estudio limitado de la hierba ginseng, llevado a cabo por investigadores de la Universidad de Toronto, muestra que puede ayudar a reducir el azúcar después de los alimentos. Se cree que el ginseng hace más lenta la digestión y posiblemente la absorción de carbohidratos. Se está realizando una mayor investigación de los posibles beneficios de la hierba y de sus efectos secundarios.

## Capítulo 9

# *Trasplante*

L as últimas décadas han mostrado que los medicamentos y los cambios en el estilo de vida pueden controlar eficiente- mente la diabetes, pero siempre queda una preguntas fre- cuente: ¿se puede curar?

Actualmente no hay curación para la diabetes. Los investigadores continúan explorando tratamientos y esperan que algún día se logre la curación. Un área de estudio que continúa recibiendo mucha atención es el trasplante. Desde finales de la década de 1970, los médicos han practicado trasplantes de páncreas para detener o revertir las complicaciones de la diabetes, y el procedimiento ha tenido cierto éxito. Pero el tratamiento que está atrayendo la mayor atención en estos días es un procedimiento llamado trasplante de células de los islotes. Los investigadores saben desde hace tiempo que, si se trasplantan las células que producen insulina (células de los islotes), se puede proporcionar una posible curación para la diabetes tipo 1. El proceso no ha estado libre de obstáculos, pero hay cierta evidencia de que los investigadores pueden estarse acercando a su objetivo.

## Trasplante del páncreas

En 1966 los médicos trasplantaron por primera vez un páncreas en un ser humano con diabetes tipo 1. Siguieron más cirugías pero la tasa de supervivencia en la gente que recibía un nuevo páncreas fue tan baja que se llevaron a cabo pocos trasplantes. Hacia 1978, con mejores medicamentos, nuevas técnicas quirúrgicas y la selección de pacientes más sanos, se tuvieron mejores resultados. Hasta ahora los cirujanos han practicado más de 10 000 trasplantes de páncreas. En Estados Unidos se realizan cada año más de 900 trasplantes de páncreas.

La mayoría de trasplantes de páncreas se lleva a cabo en combinación o después de un trasplante de riñón. La insuficiencia renal es una de las complicaciones más frecuentes de la diabetes. Sus riñones llevan a cabo funciones cruciales, incluyendo la filtración de desechos de la sangre, el control de los líquidos corporales y el balance químico. Un trasplante de riñón puede restablecer la capacidad de su cuerpo de llevar a cabo estas tareas esenciales. Recibir un páncreas nuevo al mismo tiempo no pone en riesgo, y de hecho puede mejorar, la supervivencia del riñón. Además, un páncreas nuevo puede llevar el azúcar (glucosa) de la sangre a niveles normales.

Después de un trasplante exitoso del páncreas, muchas personas con diabetes no necesitan ya insulina ni determinaciones frecuentes de azúcar en la sangre. No tienen ya el riesgo de las elevaciones o las disminuciones de azúcar en la sangre y sus peligros. Por otro lado, los trasplantes de páncreas no siempre tienen éxito. Además del riesgo inherente a cualquier cirugía mayor, su cuerpo puede rechazar el nuevo órgano días o años después del trasplante. Su sistema inmune trata al nuevo órgano como un invasor extraño e intenta rechazarlo (destruirlo). Debido a esto probablemente necesite usted tomar medicamentos inmunosupresores el resto de su vida. Estos medicamentos evitan que el sistema inmune reaccione en esta forma.

La única situación en que el trasplante de páncreas se realiza solo —sin un trasplante previo o simultáneo de riñón— es cuando sus riñones están todavía relativamente bien, pero la diabetes no responde al tratamiento convencional. Los trasplantes de páncreas únicamente son menos frecuentes.

A diferencia de los trasplantes renales, en los cuales una persona puede donar un riñón, la mayoría de páncreas utilizados para trasplante viene de personas que acaban de morir.

### ¿Es usted candidato?
Los candidatos para trasplante de páncreas generalmente tienen diabetes tipo 1, 45 años de edad o menos, y no presentan otros problemas de salud que los coloque en alto riesgo de complicaciones por la cirugía mayor.

Hay tres grupos de candidatos:

**Grupo 1.** Las personas que están en este grupo son candidatos para un trasplante combinado de riñón y páncreas. Tienen insuficiencia renal por la diabetes, pero por otro lado están en condiciones aceptables de salud. La mayoría de las personas que reciben un páncreas se encuentra en este grupo.

**Grupo 2.** Las personas que están en este grupo han recibido ya un trasplante renal y necesitan ahora un trasplante de páncreas para controlar su diabetes.

**Grupo 3.** Las personas que se encuentran en este grupo tienen diabetes y no presentan problemas renales, pero podrían beneficiarse con el trasplante de páncreas para controlar su diabetes, con la esperanza de prevenir complicaciones. Puede usted pertenecer a esta categoría si presenta episodios frecuentes de elevación de azúcar (hiperglucemia) o de disminución de azúcar (hipoglucemia) que requieren atención médica. Podría ser también un candidato si el tratamiento con insulina no controla el azúcar.

### Tasas de éxito

El grupo 1 tiene las mayores tasas de éxito de trasplante de páncreas. Aproximadamente 85 por ciento de las personas que reciben un trasplante combinado de riñón y páncreas no requiere ya insulina un año después de la cirugía. En las personas de los grupos 2 y 3, 70 y 60 por ciento, respectivamente, no requieren ya insulina un año después del trasplante. Al desarrollarse medicamentos inmunosupresores más eficaces, se espera que las tasas de éxito mejoren.

Hay muchas posibles razones por las que un trasplante combinado de riñón y páncreas tiene una tasa mayor de éxito. Una razón es que el páncreas induce una respuesta inmune mucho más fuerte que el riñón. Por lo tanto, un trasplante de páncreas requiere a menudo dosis mayores de medicamentos inmunosupresores, incluyendo esteroides, que pueden poner en riesgo la función del riñón y el páncreas trasplantado.

### Riesgo de rechazo

El rechazo a su nuevo páncreas es uno de los riesgos mayores de la cirugía de trasplante del páncreas. El rechazo ocurre cuando su sistema inmune identifica un nuevo órgano como un invasor extraño y lo ataca, igual que lo hace con virus o bacterias. El riesgo de rechazo del órgano en un trasplante de páncreas es mucho mayor —sea solo o en combinación con un riñón— que con un trasplante de riñón.

Los nuevos medicamentos que suprimen su sistema inmune están haciendo más fácil para los médicos controlar los incidentes de rechazo. El lado negativo de los medicamentos inmunosupresores es su alto costo y sus efectos secundarios potenciales, incluyendo un riesgo mayor de infección y daño a órganos.

Por estas razones, el trasplante generalmente no es una opción si tiene buen control de su diabetes y no presenta complicaciones significativas. Los efectos secundarios de los medicamentos inmunosupresores podrían ser más peligrosos para su salud que su diabetes.

### Cómo tomar una decisión

Se debe tomar en cuenta muchos factores al decidir si se debe realizar un trasplante de páncreas. La etapa y progresión de su enfermedad renal, así como el costo del procedimiento, son aspectos que debe discutir con un equipo experimentado en trasplante. Si su diabetes está causando complicaciones severas, la mejor opción es esperar un trasplante combinado de riñón y páncreas. Un trasplante combinado generalmente es la opción más eficiente y de mejor relación costo-beneficio.

Si su diabetes se encuentra generalmente controlada y su principal preocupación es evitar la diálisis, entonces un trasplante de riñón de un donante vivo puede ser la mejor elección. Los trasplantes de riñón de donantes vivos tienen una tasa de éxito ligeramente superior a la del trasplante de un riñón de un individuo que acaba de morir. Si es necesario, un trasplante de páncreas podría ser posible todavía después para controlar la diabetes.

Los trasplantes son costosos. La hospitalización, los honorarios médicos y los medicamentos inmunosupresores implican costos elevados cada año, dependiendo de sus necesidades individuales. Muchos planes de seguros generalmente cubren los trasplantes de riñón y los trasplantes combinados de riñón y páncreas, pero no los trasplantes de páncreas. Esto se debe a que actualmente no se ha encontrado que tengan tanto éxito a largo plazo.

# Trasplante de células de los islotes

Durante décadas los investigadores y cirujanos han considerado a las células de los islotes como una posible clave para curar la diabetes. Un páncreas humano tiene aproximadamente 1 millón de islotes. Estas células forman 2 por ciento del páncreas. Las células beta, que producen la insulina, forman un 75 a 80 por ciento de los islotes. El resto de las células pancreáticas producen enzimas para ayudar a digerir el alimento. En la gente con diabetes tipo 1, su sistema inmune ataca y destruye las células de los islotes, por lo que su páncreas no es capaz de producir insulina.

Los investigadores han estudiado diferentes métodos para producir nuevas células de los islotes. Uno de estos métodos es el trasplante de células individuales. Los médicos extraen células de los islotes del páncreas de una persona que acaba de morir y las infunden a través de un catéter en el hígado de la persona que tiene diabetes. Las células se propagan en el hígado, establecen nuevas adherencias vasculares y empiezan a producir insulina.

El hígado, en lugar del páncreas, es el lugar del trasplante debido a que:

- Es más fácil y menos invasivo tener acceso a la vena grande (vena porta) del hígado que a una vena pancreática.
- Las células de los islotes que crecen en el hígado imitan estrechamente la secreción normal de insulina.

Durante años este procedimiento ha estado lleno de problemas. Las células son muy frágiles y el proceso del trasplante es difícil. Además, las medicamentos inmunosupresores que se administran para prevenir el rechazo de las células agrava a menudo la diabetes del receptor. Sin embargo, estudios recientes están infundiendo una nueva esperanza. Las mejores técnicas quirúrgicas y los nuevos medicamentos inmunosupresores están produciendo resultados más exitosos.

### Una respuesta

En 1999, científicos de Canadá trasplantaron células de los islotes en ocho personas gravemente enfermas con diabetes tipo 1. Utilizaron una nueva combinación de medicamentos inmunosupresores que no incluye esteroides, que son tóxicos para las células que producen insulina. También utilizaron células frescas de los islotes en lugar de células congeladas, como ha sido la práctica habitual. Además, los investigadores aumentaron el número de células de los islotes infundidas en los receptores, mejorando las probabilidades de que un número adecuado de células pueda sobrevivir al proceso del trasplante.

Los resultados de los trasplantes, publicados un año después, fueron que las ocho personas no requirieron ya inyecciones de insulina. No han rechazado las células trasplantadas ni sus sistemas inmunes han atacado a las nuevas células, como hicieron con las células originales de los islotes. Los investigadores canadienses atribuyen este éxito al uso de células frescas de los islotes y a los mejores medicamentos inmunosupresores.

### Estado actual

Una de las ventajas principales del trasplante de células de los islotes es que es menos invasivo que el trasplante de páncreas. El procedimiento tarda poco y el individuo permanece consciente durante el trasplante. El trasplante de células de los islotes no es tan costoso como el trasplante de páncreas. Sin embargo, debido a que se considera experimental, el procedimiento no es cubierto por el seguro médico.

Uno de los mayores obstáculos que enfrenta el procedimiento es la disponibilidad de células frescas de los islotes. Hay escasez de donantes de órganos en Estados Unidos, y la disponibilidad de células de los islotes no es confiable. Otro reto es la capacidad para aislar las células.

Científicos de California están experimentado con un procedimiento para hacer crecer células beta humanas en el laboratorio. La investigación está todavía en sus etapas iniciales y tiene dificultades propias. Entre otras cosas, las mismas propiedades que permiten el crecimiento y reproducción de las células que producen insulina pueden causar cáncer. Los investigadores han desarrollado técnicas que creen que pueden anular el potencial de cáncer, pero todavía están estudiando el riesgo de la formación de tumores.

Mientras tanto, se están realizando estudios adicionales para aprender más respecto de los efectos a largo plazo del trasplante de células de los islotes y tratar de duplicar el éxito del estudio canadiense. Los investigadores esperan saber en 1 a 2 años si los efectos inmediatos del procedimiento son duraderos. También existe la incertidumbre de las complicaciones de las nuevas medicinas inmunosupresoras.

## Preguntas y respuestas

**¿Es el trasplante de páncreas o de células de los islotes una opción solamente para las personas con diabetes tipo 1? ¿Pueden las personas con diabetes tipo 2 beneficiarse también?**
La mayoría de estudios realizados hasta ahora ha involucrado individuos con diabetes tipo 1. Con las mejores técnicas y resultados, es posible que estos tratamientos pudieran algún día estar disponibles para las personas con diabetes tipo 2. Pero el trasplante puede no mejorar la diabetes tipo 2, especialmente si sus células tienen una intensa resistencia a la insulina.

**¿Puede trasplantarse células de los islotes a un niño recientemente diagnosticado con diabetes tipo 1?**
Éste es el objetivo a largo plazo de los investigadores: detectar la enfermedad tempranamente y eliminarla antes que tenga oportunidad de hacer algún daño. Hasta hace poco tiempo el trasplante de células de los islotes no se habría considerado en los niños ni en la mayoría de adultos con diabetes tipo 1. Esta idea podría cambiar si los esfuerzos actuales de la investigación tienen éxito. Sin embargo, en la actualidad sólo la gente con diabetes tipo 1 que está muy enferma es considerada para trasplante.

**¿Hay algunos estudios que investiguen la forma de eliminar la necesidad del uso de medicamentos inmunosupresores toda la vida después de un trasplante?**
Sí. Varios centros de investigación en el mundo están estudiando medicamentos tolerogénicos. Estos fármacos más nuevos y menos potentes pueden engañar a su cuerpo para que acepte las células y órganos trasplantados. Los medicamentos funcionan apagando una pequeña parte de su sistema inmune — sólo lo suficiente para que las nuevas células no sean atacadas. Si los medicamentos funcionan, no necesitaría tomar inmunosupresores indefinidamente.

**¿Cómo puedo ingresar a la lista de receptores de órganos?**
Usted y su médico necesitan determinar si el trasplante es el
tratamiento adecuado. Si decide que el trasplante es la mejor
opción, necesita ser valorado por un equipo experimentado en
trasplantes antes de ingresar a la lista de receptores de órganos.

**¿Cómo me informo más respecto de participar en estudios
clínicos para trasplantes de células de los islotes?**
Hable con su médico para saber si considera que usted es un
candidato apropiado. Puede contactar también a la Asociación
Estadounidense de Diabetes (ADA) en para conocer más respecto
de la investigación sobre el trasplante de células de los islotes y
sus avances. La dirección, el teléfono y el sitio en Internet de la
ADA se encuentran en la página 185.

# Parte 4

*Cómo vivir bien*

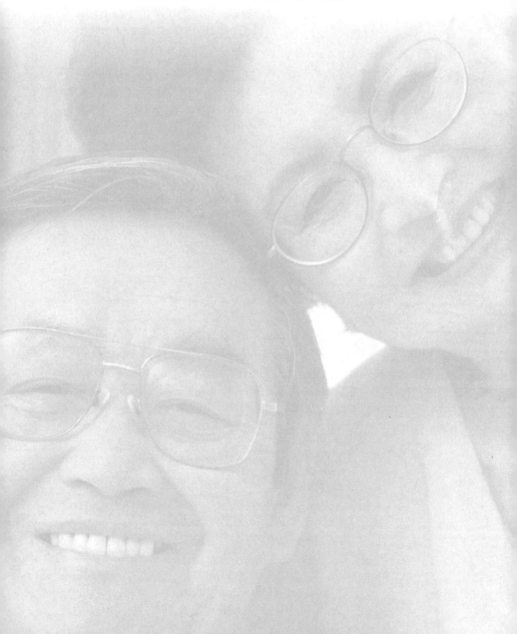

## Capítulo 10

# Pruebas importantes:
## ¿se le están practicando?

U nas semanas o meses después del diagnóstico, el manejo de su diabetes debe empezar a ser una rutina. Gradualmente desarrolla un patrón para hacer las pruebas de azúcar (glucosa) en la sangre, practicar ejercicio y para su alimentación. Pero a menudo se pregunta, "¿Cómo voy?". Quisiera saber si sus esfuerzos diarios por controlar el azúcar están redituando y mantienen controlados otros problemas de salud.

Puede encontrar la respuesta que está buscando manteniendo contacto regular con su equipo de atención de la salud y asegurándose que le practican las pruebas apropiadas durante sus exámenes médicos. Estas pruebas pueden valorar cómo va respecto del control del azúcar, así como detectar problemas potenciales.

Los exámenes médicos periódicos son importantes porque:
- Proporcionan a su médico una oportunidad para detectar complicaciones de la diabetes en etapas iniciales. Muchas posibles complicaciones se manifiestan tempranamente en exámenes sencillos de sangre y orina, y en exploraciones que lleva a cabo su médico en el consultorio.
- Permiten a usted y a su médico revisar sus éxitos y dificultades para lograr sus objetivos con respecto al azúcar en la sangre.
- Le dan una oportunidad para escuchar sugerencias de los miembros de su equipo de atención de la salud sobre la forma de alcanzar sus objetivos.

## Cómo reunir a su equipo

El éxito en el manejo de la diabetes implica a menudo trabajar con más de un individuo. Su equipo de atención de la salud puede incluir a los siguientes profesionales:

**Un médico.** Su médico primario puede ser un especialista en diabetes (endocrinólogo) o un médico de atención primaria.

**Un asistente del médico.** El asistente del médico trabaja estrechamente con su médico y puede ayudar en su atención. Puede ser incluso una enfermera.

**Un educador en diabetes.** Un educador en diabetes está certificado para enseñar a la gente que tiene diabetes la forma de manejar su enfermedad. Esta persona es a menudo una enfermera.

**Una dietista.** Una dietista trabaja con usted para desarrollar un plan de alimentación saludable para ayudar a controlar sus niveles de azúcar en la sangre.

La frecuencia con la que debe ver a su médico o a otros miembros de su equipo de atención de la salud depende de su salud. Si está teniendo dificultad para mantener su azúcar en niveles adecuados o si está cambiando de medicamentos, puede necesitar contactar a un miembro de su equipo de atención de la salud semanalmente. Su médico puede incluso recomendarle que vaya una vez al día hasta que sus niveles de insulina y azúcar en la sangre se estabilicen.

Sin embargo, en general, si se siente bien y mantiene el nivel de azúcar en la sangre dentro del rango que usted y su médico han acordado, probablemente no necesite ver a su médico más de cuatro veces al año — cada 3 meses. Si alcanza y mantiene sus objetivos, las visitas pueden incluso ser más retiradas.

### Qué esperar durante un examen médico

Su médico probablemente empiece el examen formulando preguntas respecto a sus resultados de azúcar en la sangre y su salud en general: ¿Cómo se ha sentido? ¿Ha presentado nuevos síntomas o problemas? ¿Ha podido mantener los niveles de azúcar en la sangre dentro del rango deseable? Es importante llevar su diario de resultados del azúcar en la sangre a su cita para que su médico pueda revisarlo. Tendrá especial preocupación respecto de los episodios de elevación o disminución de azúcar, y cuál fue la causa.

Otros aspectos que su médico puede querer cubrir incluyen:

- Ajustes temporales que usted haya hecho a su programa de tratamiento, incluyendo cambios en la medicamento, para acomodarse a los resultados altos o bajos del azúcar
- Problemas para seguir su programa de tratamiento
- Problemas emocionales y sociales que puede estar presentando
- Cambios en el uso del tabaco o del alcohol

Durante el examen médico un miembro del equipo de salud hará lo siguiente:

**Determinará la presión arterial.** Como la diabetes, la presión arterial elevada (hipertensión) puede dañar sus vasos sanguíneos. La diabetes y la presión arterial elevada se asocian frecuentemente, y juntas pueden acelerar la presentación de un ataque cardíaco o de un accidente vascular cerebral. Si su presión arterial está elevada, puede necesitar medicamentos para controlarla. Controlar su presión arterial puede ayudar a prevenir complicaciones de la diabetes.

**Comprobará su peso.** Si tiene diabetes y sobrepeso, bajar de peso puede ayudarlo a controlar el azúcar en la sangre. Si toma medicamentos para la diabetes, la reducción de peso puede disminuir su necesidad de medicamentos. El aumento de peso puede hacer más difícil manejar los niveles elevados de azúcar.

**Examinará sus pies.** En cada visita su médico debe hacer un breve examen de sus pies. Por lo menos una vez al año realiza un examen integral de sus pies. Durante un examen integral, su médico busca:

- Heridas en la piel, que pueden llevar a infección
- Los pulsos de los pies, que indican si tiene buena circulación, y sensibilidad al tacto, que indica si los nervios sensoriales en los pies funcionan adecuadamente
- El margen de movimiento normal, para asegurarse que no hay daño a los músculos o a los huesos
- Deformidades óseas o evidencia de presión aumentada, como callos, que pueden sugerir que necesita zapatos diferentes

Si se identifica algún problema, necesita usted examinar sus pies regularmente para asegurarse que su condición no se agrava. Si no puede examinar sus pies, pida ayuda a un familiar o a un amigo.

**Solicitará de análisis de sangre y orina.** Análisis sencillos de sangre y orina pueden detectar signos tempranos de complicaciones de la diabetes, como la enfermedad renal. Mientras más pronto detecte y trate los problemas, más probabilidades tiene de detenerlos, o por lo menos de retrasar el daño.

Los siguientes cuatro análisis son especialmente importantes. Tres de ellos examinan su sangre y uno examina su orina.

## Análisis de hemoglobina glucosilada

Un análisis de hemoglobina glucosilada es el instrumento más efectivo para determinar cómo está manejando su azúcar en la sangre. Este análisis de sangre es diferente del análisis de la glucosa en ayunas o del análisis diario picando su dedo, que miden sólo el azúcar en su sangre en un determinado momento. El análisis de hemoglobina glucosilada— también conocido como análisis de hemoglobina A-1C— indica cómo ha controlado su azúcar en los últimos 2 o 3 meses.

### ¿Cómo funciona?

Sus glóbulos rojos contienen hemoglobina, una proteína que confiere a la sangre su color rojo y lleva oxígeno de sus pulmones a todas las células de su cuerpo. Cuando se forma un glóbulo rojo, no tiene azúcar adherida. Pero al exponerse la célula al azúcar en la sangre, parte del azúcar puede adherirse a la hemoglobina de la célula. Ésta se conoce como hemoglobina glucosilada, término proveniente de una palabra del griego antiguo que significa "dulce". La cantidad de hemoglobina que puede estar glucosilada depende de la cantidad promedio de azúcar en la sangre.

Normalmente, un pequeño porcentaje de su hemoglobina tiene azúcar. Si usted tiene diabetes y mantiene su azúcar dentro de un rango normal o casi normal, el valor de la hemoglobina glucosilada reflejará esto siendo similar al de individuos sin diabetes. Si ha tenido dificultad para controlar el azúcar en los últimos dos meses, el análisis indicará un mayor porcentaje de hemoglobina glucosilada.

Para determinar su nivel de hemoglobina glucosilada, se obtiene sangre de una vena del brazo y se examina en un laboratorio. El rango normal de los valores de hemoglobina glucosilada varía entre los laboratorios. Es importante que esta variación se tome en cuenta cuando su médico o algún otro miembro del equipo de atención de la salud interprete los resultados del análisis.

### ¿Qué tan a menudo debe practicarse?

Si se aplica insulina para controlar la diabetes —sea diabetes tipo 1 o tipo 2— su médico probablemente le sugiera un análisis de hemoglobina glucosilada cuatro veces al año. Si tiene diabetes tipo 2 y puede controlar los niveles de azúcar en la sangre con dieta y ejercicio o medicamentos orales, puede no necesitar el análisis tan a menudo.

### ¿Cómo ayuda?

Un análisis de hemoglobina glucosilada puede ser útil en muchas formas. Digamos por ejemplo que ha estado teniendo dificultad para mantener un nivel de azúcar normal y su médico está considerando prescribir medicamentos o un plan de ejercicio más agresivo. Su médico puede hacer que aumente el tiempo de ejercicio 2 o 3 meses y después practicar un análisis de hemoglobina glucosilada. Si el análisis es normal, su médico sabe que aumentar el ejercicio puede ser todo lo que necesita para controlar el azúcar, y puede no tener que tomar medicamentos.

Los resultados del análisis de hemoglobina glucosilada también indican el riesgo de complicaciones diabéticas. Mientras más alto es el resultado, mayor es el riesgo de desarrollar otros problemas de salud.

Para las personas que tienen los niveles de azúcar controlados, el análisis es la confirmación de que deben continuar lo que están haciendo. Además, el análisis es una forma de alertar a usted y a su médico de problemas potenciales. Si tiene resultados normales de la hemoglobina glucosilada varios meses o años y repentinamente tiene un resultado anormal, puede ser un signo de que necesita modificar su plan de tratamiento, incluyendo pruebas más frecuentes de azúcar en la sangre.

## Determinación de lípidos

Este análisis determina el nivel de grasas (lípidos) en la sangre. Después de comer, el cuerpo digiere la grasa del alimento y la envía a la sangre en dos formas, colesterol y triglicéridos.

Para el análisis, se obtiene sangre de una vena del brazo y se envía al laboratorio en donde se determinan las grasas de la sangre. Para tener un resultado preciso, es mejor estar en ayunas por lo menos 12 horas antes que se obtenga la sangre.

### Colesterol

El colesterol es una sustancia cérea, como grasa. El cuerpo necesita colesterol para elaborar las membranas celulares y aislar los nervios. El hígado lo utiliza para producir ácidos biliares, que ayudan a digerir el alimento. Cuando se tiene demasiado colesterol —especialmente demasiado de cierto tipo— es cuando pueden aparecer los problemas.

Las personas con diabetes tipo 2 tienen a menudo niveles no saludables de colesterol. Esto se debe en parte a que la mayoría de la gente con diabetes tipo 2 tiene sobrepeso, y el exceso de peso contribuye a aumentar los niveles de colesterol y de triglicéridos. Los factores genéticos pueden producir también niveles no saludables de colesterol.

El colesterol no puede viajar en la sangre en su forma original. Durante la digestión su cuerpo recubre el colesterol con proteínas. Una vez recubierto, el paquete es llamado una lipoproteína o una proteína llena de grasa. El colesterol es empaquetado en tres formas:

**Lipoproteínas de baja densidad (LDL).** Esta forma se describe a menudo como el colesterol "malo". Si tiene usted demasiado colesterol de LDL en la sangre, sus células se saturan de colesterol, y éste se deposita en sus arterias, en donde se acumula y endurece. Esta sustancia dura, llamada placa, empieza a estrechar y endurecer las paredes de las arterias, haciendo más difícil que la sangre pase a través de ellas. Si el flujo de sangre al corazón disminuye severamente o se interrumpe, presentará usted un ataque cardíaco. Si el flujo de sangre a una parte de su cerebro se bloquea, tendrá un ataque vascular cerebral.

En la gente que tiene diabetes, las moléculas de colesterol de LDL tienden a ser más pequeñas y más densas que en la gente que no tiene diabetes. Mientras más densas son las moléculas, más daño pueden hacer.

**Lipoproteínas de alta densidad (HDL).** A diferencia del colesterol de LDL, que contiene sobre todo colesterol, el colesterol de HDL contiene sobre todo proteínas. Esta forma de colesterol se describe a menudo como colesterol "bueno". El colesterol de HDL en realidad atrapa el colesterol depositado en las paredes de las arterias y lo transporta al hígado para su eliminación.

**Lipoproteínas de muy baja densidad (VLDL).** Las lipoproteínas de muy baja densidad están compuestas principalmente de triglicéridos, junto con cantidades más pequeñas de colesterol y proteínas. Las elevaciones del colesterol de VLDL pueden aumentar también el riesgo de enfermedad cardíaca.

## Triglicéridos

Los triglicéridos son las sustancias químicas en que existe la mayor parte de la grasa de su cuerpo. Su cuerpo convierte las calorías que no necesita inmediatamente en triglicéridos y los transporta a las células de grasa para su almacenamiento. Después, las hormonas regulan la liberación de triglicéridos para satisfacer los requerimientos de energía entre alimentos. Así como necesita usted colesterol para tener una buena salud, necesita cierto nivel de triglicéridos. Pero los niveles elevados pueden no ser saludables. La mayoría de triglicéridos es transportada en la sangre como lipoproteínas de muy baja densidad.

### ¿Qué tan frecuentemente deben determinarse?

La gente que no tiene diabetes debe determinar sus lípidos cada 3 a 5 años — más a menudo si los niveles de las grasas se encuentran por arriba de lo normal o si tiene antecedentes familiares de grasas sanguíneas elevadas. En la gente con diabetes se debe determinar por lo menos una vez al año, debido a que la diabetes puede acelerar el desarrollo de arterias obstruidas y endurecidas (aterosclerosis), lo que aumenta el riesgo de un ataque cardíaco, un ataque vascular cerebral y una mala circulación en sus pies y piernas.

### ¿Cómo ayuda?

Un nivel creciente de grasas en la sangre puede alertar a su médico del riesgo aumentado de daño a los vasos sanguíneos.

## ¿Están las grasas de su sangre en el nivel en que deben estar?

Para ayudar a valorar sus niveles de grasas en la sangre, presentamos un cuadro que muestra lo que el Instituto Nacional del Corazón, Pulmón y Sangre, una división de los Institutos Nacionales de Salud de Estados Unidos, recomienda para todos los estadounidenses. Estas cifras son sólo guías. Cada número tiene mayor significado si se considera en relación con otros factores de riesgo de la salud.

Para la gente que tiene diabetes, los niveles recomendados de colesterol de HDL y de triglicéridos son los mismos que para todos los estadounidenses. Pero el nivel recomendado de colesterol de LDL es menor. Debido a que la diabetes lo coloca en un mayor riesgo de enfermedad cardíaca, la Asociación Estadounidense de Diabetes recomienda un nivel de colesterol de LDL de 100 miligramos o menos por decilitro (mg/dL) de sangre.

|  | Recomendado | Bajo riesgo | Riesgo limítrofe | Riesgo alto |
|---|---|---|---|---|
| Colesterol de LDL | Menos de 130 mg/dL **(Para la gente con diabetes: 100 mg/dL o menos)** | Menos de 100 mg/dL | 100-129 mg/dL | 130 mg/dL o más |
| Colesterol de HDL | Por lo menos 35 mg/dL en los hombres y 45 mg/dL en las mujeres | Más de 45 mg/dL en los hombres y 55 mg/dL en las mujeres | 35-45 mg/dL en los hombres y 45-55 mg/dL en las mujeres | Menos de 35 mg/dL en los hombres y 45 mg/dL en las mujeres |
| Triglicéridos | Menos de 200 mg/dL | Menos de 200 mg/dL | 200-399 mg/dL | 400 mg/dL o más |

Conocer sus niveles de grasas en la sangre ayuda también a su médico a determinar si puede beneficiarse con medicamentos para disminuir sus niveles de colesterol o triglicéridos. La dieta y el ejercicio son las primeras defensas contra los niveles no saludables de grasa en sangre, de la misma manera que lo son para manejar la diabetes. Puede prescribirse un medicamento para disminuir el colesterol o los triglicéridos si estas medidas no son eficaces o si sus niveles de colesterol de LDL o triglicéridos son sumamente elevados.

## Análisis de creatinina en suero

La diabetes puede dañar el delicado sistema de filtración de sus riñones que elimina los venenos de su cuerpo. Un análisis de creatinina en suero puede advertirle de problemas renales. Determina el nivel de creatinina en la sangre. La creatinina es una sustancia de desecho producida cuando usted usa sus músculos. Si sus riñones no están funcionando adecuadamente, no son capaces de eliminar esta sustancia de la sangre.

Su sangre contiene normalmente una pequeña cantidad de creatinina. Si los resultados del análisis de creatinina en el suero se encuentran más allá del rango normal, puede estar presentando daño renal.

### ¿Qué tan frecuentemente se debe practicar?

Se debe practicar un análisis de creatinina en suero una vez al año. Si tiene daño renal, su médico puede recomendar que se practique más a menudo.

### ¿Cómo ayuda?

Conocer el estado de salud de los riñones es importante porque la función renal influye sobre muchas decisiones respecto de su atención médica, incluyendo cuáles medicamentos son seguros y qué tan agresivo debe ser en el control de la presión arterial.

## Análisis de microalbuminuria

También se usa el análisis de microalbuminuria para valorar el estado de salud de los riñones. Pero a diferencia de los análisis discutidos previamente, éste es un análisis de orina, no un análisis de sangre.

Cuando los riñones funcionan normalmente, filtran sólo productos de desecho de la sangre que excreta en la orina. Las proteínas y otras sustancias útiles se quedan en la sangre. Cuando los riñones se dañan, ocurre lo contrario: los productos de desecho se quedan en la sangre y las proteínas se fugan en la orina.

Cuando los riñones empiezan a tener fugas, generalmente sólo se escapa una pequeña cantidad de proteínas (albúmina). En las etapas tempranas de la enfermedad renal, puede perder entre 30 y 300 miligramos (mg) de albúmina al día, trastorno llamado microalbuminuria. Una etapa posterior y más avanzada de la enfermedad llamada macroalbuminuria (proteinuria clínica) ocurre generalmente después de que ha tenido diabetes 10 a 20 años. Con macroalbuminuria, se fugan más de 300 mg de albúmina al día.

Se utilizan varios métodos para el escrutinio de la fuga de albúmina. El método más confiable es recolectar la orina durante un periodo de 24 horas en un frasco limpio que le proporciona su médico. Luego lleva el frasco al consultorio del médico, en donde lo envían al laboratorio para analizarlo. Los métodos de escrutinio recientemente desarrollados requieren menos orina. Los laboratorios pueden ya detectar la excreción excesiva de albúmina en la misma cantidad de orina que usted lleva para un análisis de orina de rutina.

### ¿Qué tan a menudo se debe practicar?
Debe practicarse un análisis de microalbuminuria una vez al año si:
- Tiene diabetes tipo 1 más de cinco años y ha pasado la pubertad.
- Tiene diabetes tipo 2.

No hay una espera de cinco años en la diabetes tipo 2 porque la enfermedad generalmente no se diagnostica durante muchos años. Desafortunadamente, muchos médicos no practican rutinariamente este análisis. En un estudio se encontró que casi la mitad de más de 1 000 médicos encuestados no practicaba una prueba de microalbuminuria en sus pacientes con diabetes. Si no le han practicado esta prueba, solicítela.

### ¿Cómo ayuda?
Un análisis de microalbuminuria puede alertar a usted y a su médico respecto del daño renal cuando está todavía en su etapa temprana.

Con el nivel de azúcar en la sangre dentro de un rango normal o casi normal, puede usted prevenir la progresión de la enfermedad renal relacionada con la diabetes. Controlar la presión arterial elevada es importante también para prevenir un mayor daño renal. Los medicamentos para la presión arterial elevada, llamados inhibidores de la enzima convertidora de la angiotensina (ECA), se prescriben a menudo en individuos con daño renal porque ayudan a proteger la función renal. Otras clases de medicamentos para la presión pueden ser útiles también, y puede usted necesitar más de un tipo de medicamentos. Consumir una dieta baja en proteínas puede mejorar la fuga de proteínas reduciendo la carga de trabajo de sus riñones. La alimentación estadounidense típica es rica en proteínas — un promedio de 120 a 150 gramos (g) al día. Una dieta pobre en proteínas contiene menos de 80 g de proteínas al día.

## Preguntas y respuestas

**¿Si hago ejercicio vigoroso o cambio mi dieta unos días antes de un análisis de hemoglobina glucosilada, cambian los resultados?**
No puede alterar los resultados modificando el estilo de vida unos días antes del análisis. Sin embargo, puede tener un resultado inexacto si ha recibido recientemente una transfusión de sangre o ha presentado ciertos tipos de anemia.

**¿Es un resultado anormal del análisis de hemoglobina glucosilada razón suficiente para cambiar mi plan de tratamiento, o es mejor saber si los análisis futuros tienen también resultados anormales?**
Un resultado anormal definitivamente es razón para revalorar su plan de tratamiento. Pero esto no significa que su programa deba cambiarse completamente. Tal vez sólo sean necesarias algunas modificaciones. Es posible que deba vigilar el azúcar en la sangre más frecuentemente, vigilar más de cerca su dieta, tener más actividad física o hacer ajustes en la dosis de sus medicamentos.

**¿Cuánto peso debo bajar para mejorar el colesterol?**
Bajar sólo 2 a 5 kg (5 a 10 libras) de peso puede mejorar los niveles de colesterol y de triglicéridos. Una pérdida mayor de peso puede inducir mayores reducciones todavía.

**¿Qué debo hacer si siento que no tengo un seguimiento adecuado de mi médico?**
Discuta sus preocupaciones respecto de su tratamiento con su médico. En áreas en las que tiene problemas o dificultades, pídale sugerencias respecto de cómo remediarlas. Si su médico no le

puede proporcionar la información que necesita, pida ver a otro profesional de la salud que pueda hacerlo: un especialista en diabetes (endocrinólogo), un asistente en diabetes, un educador en diabetes o una dietista. Debe sentirse a gusto con la atención que recibe y tener una relación abierta y positiva con su médico y con su equipo de atención de la salud.

## Capítulo 11

# Autocuidados: cómo reducir el riesgo de complicaciones

Tratar la diabetes no es una tarea que pueda delegar únicamente en el médico. Requiere trabajo de equipo. Su equipo de atención de la salud puede proporcionarle muchos consejos, información y cuidados, pero le toca a usted seguir adelante. Usted está en el asiento del conductor.

También es importante que encare su enfermedad previniendo y no reaccionando ante situaciones. Se trata de evitar complicaciones en vez de responder cuando éstas ocurren. Las medidas siguientes pueden ayudar a tomar menos desvíos en su tratamiento, aumentando las probabilidades de un viaje sin inconvenientes.

## Practíquese un examen médico anual

Además de los exámenes periódicos para controlar el tratamiento de su diabetes, se debe practicar un examen médico completo una vez al año. Como es típico del examen médico anual, éste es un examen de la cabeza a los pies. La diferencia es que su médico sabe que tiene usted diabetes y buscará problemas causados por la enfermedad. Un examen médico anual es una oportunidad para detectar trastornos, como enfermedad renal o cardíaca, que pueden no ser parte de sus exámenes periódicos de diabetes. Además, puede estar tan concentrado en su diabetes que no nota los signos y síntomas asociados a otros trastornos. Durante un examen médico anual, éstos pueden detectarse.

Si tiene un médico familiar o de atención primaria, ésta es la persona que debe practicar un examen médico. Su especialista en diabetes puede servir como su médico de atención primaria, particularmente si tiene diabetes tipo 1.

## Practíquese un examen ocular anual

Si espera que se desarrollen problemas de la visión antes de acudir con un especialista de los ojos, espera demasiado tiempo. Típicamente, cuando los síntomas aparecen, ha ocurrido ya algún daño permanente. Es importante ver a un especialista de los ojos (oftalmólogo) anualmente para detectar tempranamente problemas de la visión relacionados con la diabetes, cuando pueden ser tratados todavía. Asegúrese que esta persona sabe que usted tiene diabetes y que practica un examen completo, incluyendo dilatación de sus pupilas. Si su diabetes está deficientemente controlada, si tiene hipertensión o enfermedad renal o si está embarazada, puede necesitar ver a un especialista de los ojos más de una vez al año.

Un examen completo de los ojos generalmente incluye las siguientes pruebas y procedimientos.

**Examen de la agudeza visual.** El examen de la agudeza visual determina su nivel de visión y la necesidad de lentes correctores, y establece una determinación basal para exámenes futuros.

**Examen externo de los ojos.** Un examen externo de los ojos mide los movimientos oculares, así como el tamaño de las pupilas y su capacidad de responder a la luz.

**Examen de la retina.** Cuando se practica un examen de la retina, el oftalmólogo aplica gotas en sus ojos para dilatar sus pupilas, y busca daño en la retina y en los diminutos vasos sanguíneos que la nutren. Éste es un examen especialmente importante porque el daño a la retina es la complicación ocular más frecuente de la diabetes.

**Prueba de glaucoma.** Una prueba de glaucoma (tonometría) determina la presión de sus ojos, que ayuda a detectar glaucoma, una enfermedad que puede estrechar gradualmente su campo visual y producir una visión en túnel y ceguera. La diabetes aumenta su riesgo de desarrollar glaucoma.

**Examen con lámpara de hendidura.** Durante un examen con lámpara de hendidura, su oftalmólogo valora las estructuras de sus ojos, como la córnea y el iris. Busca también cataratas, que pueden enturbiar el cristalino y hacerlo sentir como si viera a través de papel encerado o una ventana sucia. La diabetes puede hacer que se desarrollen cataratas antes de lo que hubiera acontecido sin tenerla.

**Fotografías de los ojos.** Si tiene o sospecha daño en los ojos, pueden tomarse fotografías con cámaras especialmente diseñadas para documentar el estado de su visión y establecer una base para futuros exámenes.

## Vea al dentista periódicamente

El nivel de azúcar elevado en la sangre puede alterar su sistema inmune que combate las bacterias y virus que causan infecciones. Un sitio frecuente de infección son las encías. Esto se debe a que la boca alberga muchas bacterias. Si estos gérmenes se alojan en sus encías y causan una infección, puede terminar con afección de las encías que puede hacer que se aflojen y se caigan los dientes.

Para ayudar a prevenir el daño a sus encías y dientes:
- Vea a su dentista dos veces al año y asegúrese que sabe que tiene diabetes.
- Cepille sus dientes dos veces al día.
- Pase el hilo dental dos veces al día.
- Busque signos tempranos de afección de las encías, como sangrado, enrojecimiento o inflamación. Si los nota, vea a su dentista.

## Manténgase al día en sus vacunas

Debido a que la elevación de azúcar en la sangre puede debilitar su sistema inmune, puede estar más propenso a contraer influenza y neumonía —y presentar efectos más severos— que la gente que no tiene diabetes. Si tiene enfermedad cardíaca o renal, tiene riesgo todavía mayor de influenza o neumonía.

### Vacuna anual para gripe

La mejor forma de evitar la influenza o reducir sus síntomas es aplicar una inyección anual para gripe (vacuna para influenza). Aplíquese la inyección antes de la estación de gripe, que empieza aproximadamente en octubre en el hemisferio norte y en abril en el hemisferio sur. En los trópicos puede tener influenza en cualquier época del año.

En Estados Unidos, las vacunas para gripe se modifican anualmente para protegerlo de las cepas de influenza que tienen mayor probabilidad de circular durante el invierno. La vacuna contiene sólo virus no infectantes y no puede causar gripe. El efecto secundario más frecuente es una pequeña molestia en el sitio de inyección. Aunque limitados, algunos riesgos se asocian a la vacunación. Por lo tanto, es buena idea hablar con su médico antes de aplicarse una vacuna.

### Vacuna para la neumonía

La mayoría de los médicos recomienda a la gente con diabetes la vacuna para la neumonía. Según su edad, puede requerir una o dos inyecciones. Los Centros de Control y Prevención de Enfermedades recomiendan sólo una vacuna para la gente de 65 años o más. Si tiene menos de 65 años, aplíquese una segunda vacuna (refuerzo) 5 años después.

La vacuna para la neumonía contiene antígenos —sustancias que activan su sistema inmune— que lo protegen del 85 al 90 por ciento de todas las formas de neumonía que se encuentran en Estados Unidos. Algunas personas que reciben la vacuna desarrollan efectos secundarios similares a la gripe. Los efectos generalmente no duran más de 2 días.

### Otras

Asegúrese que está al día en otras inmunizaciones importantes, como tétanos y sus refuerzos cada 10 años, si no la ha recibido, pregunte a su médico si se aplica la vacuna para la hepatitis B.

## Cuidados de los pies

La diabetes puede causar dos situaciones potencialmente peligrosas: puede dañar los nervios de sus pies y puede reducir el flujo sanguíneo a sus pies. Cuando la red de nervios de sus pies se daña, la sensación de dolor en sus pies disminuye. Debido a esto, puede desarrollar una ampolla o sufrir una herida en sus pies sin darse cuenta. La diabetes puede también estrechar sus arterias, reduciendo el flujo de sangre a los pies. Con menos sangre para nutrir los tejidos de los pies, es más difícil que cicatricen las úlceras. Una herida que pasa inadvertida o una úlcera oculta por los calcetines y zapatos puede convertirse rápidamente en un problema más grande.

### Examine sus pies todos los días

Utilice los ojos y sus manos para examinar los pies. Si no puede ver algunas partes de los pies, use un espejo o pida a su cónyuge, un familiar o un amigo que examine estos sitios. Busque lo siguiente:

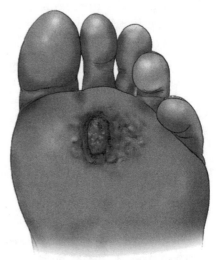

- Ampollas, heridas y moretones
- Grietas, descamación y arrugas
- Enrojecimiento, estrías rojas y edema
- Pies más rosados, más pálidos, más oscuros o más rojos de lo habitual, posiblemente debido a la presión de zapatos apretados

**La diabetes puede deteriorar la circulación de la sangre y los nervios de los pies. Sin atención y cuidados adecuados, una pequeña lesión puede convertirse en una úlcera que puede ser difícil de tratar.**

### Mantenga los pies limpios y secos

Lave los pies todos los días con agua tibia. Para evitar quemarse los pies, mida la temperatura del agua con un termómetro. No debe ser mayor de 32ºC. O pruebe el agua tocando con un lienzo húmedo un área sensible del cuerpo, como la cara, el cuello o la muñeca.

Lave los pies con un movimiento suave semejante al masaje, utilizando un lienzo suave o una esponja y jabón. Seque la piel tocándola o con golpecitos suaves. No la frote porque puede frotar demasiado fuerte y dañarla accidentalmente.

Seque cuidadosamente entre los dedos de los pies para ayudar a prevenir infecciones por hongos.

### Humecte la piel

Cuando la diabetes daña los nervios puede sudar menos de lo normal, dejando la piel seca, especialmente en los pies. La piel seca puede producir comezón y agrietarse, aumentado el riesgo de infección. Para prevenir la piel seca use regularmente un humectante.

### Use calcetines limpios y secos

Use calcetines de fibras que absorban el sudor de la piel. Evite los que tienen bandas elásticas que reducen la circulación o que son gruesos o voluminosos. Los calcetines voluminosos a menudo se adaptan mal, y cuando se adaptan mal pueden irritar la piel. Es buena idea también evitar calcetines con costuras gruesas que pueden frotar e irritar su piel. Las protuberancias de las costuras en los calcetines no son un problema para la mayoría de la gente, pero en las personas con diabetes pueden causar úlceras por presión.

### Corte las uñas cuidadosamente

Sumerja los pies en agua tibia y limpie los pies cuidadosamente usando un cepillo de dientes blando y jabón suave. Luego corte

## Consulte a un podiatra

Debido a que los cuidados de los pies son especialmente importantes en las personas con diabetes, el médico de atención primaria o el especialista en diabetes pueden recomendarle que vea un podiatra. Un podiatra es un médico que se especializa en el cuidado de los pies. Un podiatra puede enseñarle cómo cortar sus uñas adecuadamente. Si tiene problemas con la visión o pérdida significativa de la sensibilidad de sus pies, el podiatra puede cortarle las uñas.

Un podiatra puede enseñarle también a comprar zapatos cómodos y prevenir problemas como ojos de pescado y callos. Si ocurren problemas, un podiatra puede ayudarlo a tratarlos para evitar que se desarrollen trastornos más severos. Incluso las úlceras pequeñas pueden convertirse rápidamente en problemas severos sin un tratamiento adecuado.

las uñas en forma recta transversal, para que queden parejas con el extremo de su dedo. Lime los bordes ásperos para que no tenga áreas agudas que pudieran cortar el dedo adyacente. Tenga cuidado especial en no dañar la piel circundante. Si nota enrojecimiento alrededor de las uñas, repórtelo a su médico o a su podiatra.

**Use con precaución los productos para los pies**
No use una lima o tijeras para los callos, ojos de pescado o juanetes. Puede lesionar sus pies. Además, no aplique sustancias químicas en los pies, como los removedores de verrugas. Vea al médico o podiatra por problemas de callos, ojos de pescado, juanetes o verrugas.

**Use zapatos para proteger los pies de lesiones**
Para ayudar a prevenir lesiones en los pies y dedos:
    **Use siempre zapatos.** En la casa puede usar pantuflas.
    **Examine los zapatos.** Examine dentro de los zapatos en busca de rasgaduras o bordes ásperos que puedan lesionar los pies. Sacuda los zapatos antes de ponérselos para estar seguro que no hay nada dentro, como alguna piedrita.
    **Seleccione zapatos cómodos y seguros.** Un buen diseño de zapatos incluye:

- Zapatos de piel blanda. La piel se adapta a la forma del pie y deja circular el aire. Una buena circulación de aire disminuye el sudor, una causa importante de irritación de la piel.
- Diseño con los dedos cubiertos. Los zapatos con los dedos cubiertos proporcionan la mejor protección.
- Zapatos con tacones bajos. Estos zapatos son más seguros, más cómodos y lastiman menos los pies.
- Suelas flexibles hechas de crepé o hule espuma. Estas suelas son más cómodas para el uso diario. Actúan también como absorbentes de choques. Las suelas deben ser antideslizantes y proporcionar un paso seguro.

Tenga por lo menos dos pares de zapatos que pueda alternar todos los días. Esto le da tiempo a secarse completamente y volver a adquirir su forma. No use zapatos húmedos porque la humedad puede encoger el material y hacer que los zapatos froten los pies.

## Vea a su médico si tiene algún problema

Incluso la gente que tiene mucho cuidado con sus pies desarrolla algunas veces úlceras. Obviamente, no quiere ir al consultorio del médico por cada pequeño rasguño o moretón en los pies. La mayoría de éstos debería empezar a curar en un par de días a semanas. Pero si una herida no está curando, parece agrandarse o se ve como si estuviera infectada, vea a su médico o podiatra.

---

### ¿Se adapta bien el zapato?

Cuando compre zapatos nuevos:

- Asegúrese que la punta de los zapatos se extiende por lo menos 6 mm más allá del dedo más largo. La punta del zapato debe ser ancha y lo suficientemente larga para que sus pies no se aprieten. Camine en la zapatería con ambos zapatos nuevos puestos.
- Si es posible, pruébese los zapatos en la tarde o en la noche. Sus pies tienen más probabilidad de estar hinchados a esta hora del día, y quiere que sus zapatos sean lo suficientemente grandes para permitir que sus pies estén confortables aun hinchados.
- Si un pie es más grande que otro, compre zapatos que se adapten a su pie más grande.
- Si tiene disminución de la sensibilidad en los pies, no confíe en cómo se sienten los zapatos. Llévelos a casa y úselos durante 30 minutos, luego retírelos y examine los pies. Las áreas rojas indican presión y mala adaptación. Si ve cualquier área roja, regrese los zapatos. Si no ocurren problemas, aumente gradualmente el tiempo que los usa en $1/2$ a 1 hora por día.

---

## No fume

Si tiene diabetes y fuma, tiene una probabilidad tres veces mayor que los no fumadores que tienen diabetes de morir por un ataque cardíaco o un ataque vascular cerebral, y tiene mayor probabilidad de desarrollar problemas de circulación en sus pies.

- Fumar estrecha y endurece sus arterias, reduciendo el flujo de sangre a sus piernas, haciendo más difícil que cicatricen las heridas y aumentando su riesgo de un ataque cardíaco y de un ataque vascular cerebral.

• Fumar aumenta su riesgo de daño a los nervios y de enfermedad renal.

• Fumar parece deteriorar su sistema inmune, causando más resfriados e infecciones respiratorias.

Si usted es de los miles de personas con diabetes que fuman, hable con su médico respecto de los métodos para dejar de fumar. Y no se desanime si sus primeros intentos no tienen éxito. Dejar de fumar puede requerir varios intentos.

## Tome una aspirina al día

La Asociación Estadounidense de Diabetes (ADA) recomienda que la mayoría de gente con diabetes tome una aspirina al día porque los estudios muestran que el uso de una aspirina diaria puede disminuir el riesgo de ataques cardíacos hasta un 60 por ciento. La dosis recomendada se encuentra entre 81 miligramos (mg) al día, cantidad que se encuentra en una aspirina de bebé, a 325 mg al día, cantidad que se encuentra en una tableta para adultos.

Cuando tiene diabetes, produce plaquetas más "pegajosas" que se adhieren en el interior de las paredes de sus arterias, obstruyéndolas y haciendo que se formen coágulos. Las arterias obstruidas y los coágulos de sangre pueden llevar a un ataque cardíaco o a un ataque vascular cerebral. La aspirina es un fármaco antiplaquetario y aticoagulante, que disminuye la adherencia de las plaquetas, reduciendo su riesgo de arterias estrechas o coágulos de sangre.

Es mejor tomar la aspirina con alimento y tomar tabletas de aspirina con capa entérica, que se disuelven en el intestino delgado en lugar del estómago. Un efecto secundario serio del uso regular de aspirina es que puede causar irritación, sangrado o úlcera del estómago. Una vez que empieza a tomar aspirina, puede notar moretones más fácilmente y los moretones duran más tiempo. Esto se debe a que la aspirina reduce la capacidad de sus plaquetas para sellar y cicatrizar las heridas.

Sin embargo, el tratamiento con aspirina no es para todos. La aspirina no se recomienda en los niños porque puede producir un trastorno peligroso llamado síndrome de Reye. No debería tomar aspirina si:

- Tuvo una reacción alérgica a la aspirina en el pasado.
- Tiene una úlcera en el estómago.
- Tiene enfermedad hepática.
- Toma otros medicamentos que disminuyen la coagulación, como warfarina.

Si no puede tomar aspirina y su médico considera que tiene usted un alto riesgo de un ataque cardíaco o ataque vascular cerebral, puede recomendarle un medicamento anticoagulante de prescripción.

## Vigile la presión arterial

La gente con diabetes tiene el doble de probabilidad de desarrollar elevación de la presión arterial que los individuos que no tienen diabetes. Para las personas de raza negra, las probabilidades de tener diabetes y presión arterial elevada son el doble que una persona blanca. Si es hispano, las probabilidades se triplican.

Independientemente de su raza, tener diabetes y presión arterial elevada es serio. Como la diabetes, la presión arterial elevada puede dañar sus vasos sanguíneos. Cuando estos dos trastornos se combinan, pueden minar su salud y producir un ataque cardíaco, un ataque vascular cerebral y otros trastornos que pueden poner en peligro su vida. Entre 35 y 75 por ciento de todas las complicaciones asociadas a la diabetes pueden atribuirse a la presión arterial elevada.

La presión arterial es una medida de la fuerza de la sangre circulante contra las paredes de sus arterias. Mientras mayor es la presión arterial más fuerte tiene que trabajar su corazón para bombear la sangre a todas las partes del cuerpo. La presión arterial se mide con dos números, como 120/70 milímetros de mercurio (mm Hg). El primer número (número superior) indica la presión sistólica, la presión máxima en el momento en que su corazón se contrae y bombea sangre. El segundo número (número inferior) señala la presión diastólica, el nivel de presión cuando su corazón se relaja para permitir que la sangre entre a su corazón. La ADA recomienda que los adultos con diabetes mantengan su presión arterial por debajo de 130/85 mm Hg. Si tiene enfermedad renal, su médico pude recomendar una presión arterial más baja.

Los mismos hábitos saludables que pueden mejorar su azúcar en la sangre —una dieta balanceada y ejercicio regular— pueden ayudar a disminuir su presión arterial. Limitar el consumo de sodio es importante también. Si no puede controlar su presión arterial con dieta y ejercicio, su médico puede prescribir un medicamento para disminuir la presión arterial. Los medicamentos más frecuentemente utilizados en las personas con diabetes son los inhibidores de la enzima convertidora de la angiotensina (ECA) o los bloqueadores de los receptores de la angiotensina II. Estos medicamentos tienen pocos efectos secundarios y ayudan a proteger sus riñones y su corazón, que tienen alto riesgo de daño en ambas enfermedades. Otros medicamentos para la presión arterial elevada que se prescriben en personas con diabetes incluyen diuréticos, beta-bloqueadores, antagonistas del calcio y alfa-bloqueadores.

Debe verificar su presión arterial en cada visita con su médico. Si tiene la presión arterial elevada —especialmente si no está bien controlada— puede tener quevigilar su presión arterial regularmente en casa.

## Maneje el estrés

Cuando se encuentra sometido a estrés, puede ser más difícil tener un buen cuidado de la diabetes y de usted. Podría no comer adecuadamente, no practicar ejercicio y no tomar sus medicamentos como se le prescribieron. El estrés excesivo o prolongado puede aumentar también la producción de hormonas que bloquean el efecto de la insulina, haciendo que aumente el azúcar en su sangre.

Si el estrés es un problema para usted, deténgase y piense cuál es la causa. Luego pregúntese si puede hacer algo por cambiar la situación. Si un día difícil, corriendo de un lado para otro, le provoca estrés, disminuya sus compromisos diarios. Si ciertos amigos, vecinos o familiares le causan estrés, limite el tiempo que pasa con ellos. Si su trabajo es estresante, busque la forma de aligerar la carga, como delegar algunas de sus responsabilidades en otros. Puede pedir consejo a su equipo de atención de la salud. Algunas técnicas básicas para combatir el estrés incluyen:

**Una dieta balanceada.** Consumir una variedad de nutrientes mantiene funcionando todos los sistemas de su cuerpo y le da fuerza para enfrentar las situaciones estresantes.

**Practicar ejercicio regularmente.** El ejercicio quema la energía nerviosa y le proporciona fuerza.

**Duerma lo suficiente.** Un buen sueño en la noche lo descansa para estar listo a enfrentar los problemas del día.

### Alivio a través de la relajación

No puede evitar todo el estrés que encuentra, pero puede minimizar los efectos del estrés aprendiendo formas saludables de relajarse cuando siente estrés. Hay muchos métodos de relajación. Algunas personas se relajan escuchando o tocando música. Otros se rodean de aromas sedantes (aromaterapia). Otros más se benefician con prácticas como yoga o meditación.

Para ayudarlo a empezar, aquí están dos técnicas sencillas de relajación que puede emplear cuando comienza a sentir estrés:

**Respiración profunda.** La mayoría de adultos respira con el pecho. Cada vez que inhala, su pecho se expande. Cada vez que exhala, se contrae. Para relajarse, respire profundamente con el diafragma, el músculo que separa el pecho del abdomen. Puede usar la respiración profunda como el único medio de relajación o como un método de calentamiento y enfriamiento para otras técnicas.

## Respirar profundamente

Aquí se presenta un ejercicio que lo ayuda a practicar la respiración profunda y relajada. Ensáyela durante el día hasta que se vuelva natural y pueda aplicarla automáticamente cuando sienta estrés.

- Siéntese cómodamente con los pies apoyados en el piso.
- Afloje las ropas apretadas alrededor del abdomen y cintura.
- Coloque las manos en su regazo o a los lados.
- Si le ayuda a relajarse, cierre los ojos.
- Inhale lentamente a través de la nariz mientras cuenta hasta 4. Deje que su abdomen se expanda al inhalar.
- Haga una pausa durante un segundo y luego exhale a velocidad normal a través de su boca.
- Repítalo hasta que se sienta relajado.

**Relajación muscular progresiva.** Esta técnica implica relajar una serie de músculos, uno a la vez. Primero, aumente el nivel de tensión en un grupo de músculos, como en la pierna o en el brazo, contrayendo los músculos y luego relajándolos. Concéntrese en dejar salir lentamente la tensión de cada músculo. Luego pase al siguiente grupo muscular.

## Preguntas y respuestas

**Me gusta viajar. ¿Puedo hacerlo si tengo diabetes?**
No hay ninguna razón por la que no pueda viajar. La clave es asegurarse que está bien preparado. Lleve consigo una identificación médica y suficientes artículos para la diabetes y medicamentos que le duren todo el viaje — más algo adicional en caso de cambios en el plan. No ponga estos artículos en maletas que se llevan al equipaje. Guárdelos en su maleta de mano. Cuando hace sus reservaciones, puede solicitar una comida especial para diabéticos. Además, lleve alimentos como frutas secas o galletas para tratar los episodios de disminución de azúcar, o en caso de que no coma a tiempo. Lleve dos pares de zapatos para caminar, por si tiene problemas con un par. En lo posible, trate de seguir su régimen diario de alimentación y ejercicio.

**¿Algún otro analgésico como acetaminofén o ibuprofén disminuye el riesgo de un ataque cardíaco?**
No. Como la aspirina, el acetaminofén y el ibuprofén ayudan a disminuir el dolor. Pero no tienen las propiedades anticoagulantes de la aspirina.

**Me dijeron que porque tengo diabetes debo evitar sentarme con las piernas cruzadas. ¿Por qué?**
Cruzar las piernas causa presión sobre los nervios de las piernas y puede aumentar el daño a los nervios.

**¿Debo unirme a un grupo de apoyo para gente con diabetes?**
Mucha gente encuentra útiles los grupos de apoyo. Podría considerar unirse a un grupo de apoyo si no tiene un grupo familiar o de amigos con conocimientos y comprensión que lo ayuden. Podría unirse a un grupo de apoyo también si siente que

podría beneficiarse con el aliento y las estrategias para enfrentar problemas que sus miembros pueden ofrecer. Sin embargo, los grupos de apoyo no son para todos. Algunas personas encuentran difícil o intimidante interactuar dentro de los grupos. Si quiere aprender más de los grupos de apoyo, hable con su médico, educador en diabetes o dietista. Otra buena fuente de apoyo es la Asociación Estadounidense de Diabetes (ver página 185).

## Capítulo 12

# Salud sexual: temas para mujeres y hombres

La sexualidad es una parte importante de su bienestar general y otro aspecto de su salud influido por la diabetes. Comprender la forma en que la diabetes afecta la sexualidad, y lo que puede usted hacer al respecto, puede minimizar los efectos de la enfermedad y ayudarlo a llevar una vida más agradable.

Si es mujer, conocer que las fluctuaciones de sus niveles de hormonas pueden afectar su azúcar (glucosa) en la sangre puede ayudar a manejar mejor su diabetes durante la menstruación y la menopausia. Si está considerando embarazarse, los pasos claves antes y durante su embarazo pueden mejorar mucho sus probabilidades de tener un bebé saludable, sin complicaciones.

Si es hombre, mientras mejor controle su azúcar en la sangre, menor es su riesgo de impotencia debido a daño a los nervios y vasos sanguíneos. Si ya presenta impotencia, dispone de tratamientos.

Algunas personas encuentran difícil discutir los temas sexuales. Pero es importante formular preguntas a su médico si tiene preocupaciones o presenta problemas.

## Menstruación y azúcar en la sangre

Los estrógenos y la progesterona son hormonas producidas por sus ovarios que regulan su ciclo reproductivo. Al fluctuar sus niveles durante el mes, puede hacerlo su nivel de azúcar en la sangre.

Las primeras 2 semanas de su ciclo menstrual empiezan con el inicio del sangrado vaginal. Durante este tiempo los niveles de estrógenos y progesterona son bajos, y aumentan lentamente mientras los ovarios maduran un óvulo para la ovulación y la fertilización. Cerca de la tercera semana de su ciclo menstrual, la producción de estrógenos aumenta al ser liberado el óvulo a las trompas de Falopio, que llevan al útero. La producción de progesterona aumenta también, preparando al útero para el embarazo. Si el óvulo no es fertilizado, sus ovarios dejan de producir estrógenos y progesterona, lo que causa la menstruación, el derrame de la sangre y del tejido que reviste el útero.

### Hormonas reproductivas y azúcar en la sangre
Los estrógenos típicamente hacen que las células respondan más a la insulina. Por lo tanto, cuando la cantidad de estrógenos en su cuerpo aumenta, el nivel de azúcar en su sangre puede disminuir. La progesterona, por otro lado, hace que sus células sean más resistentes a la insulina. Al aumentar la producción de progesterona, los niveles de azúcar en su sangre pueden aumentar.

La producción de estas dos hormonas varía a través del ciclo menstrual y no siempre ocurre simultáneamente o en el mismo grado. La mayoría de las mujeres que controlan los niveles de azúcar no notan un cambio significativo. Las mujeres que presentan fluctuaciones pueden estar influidas por otros factores que pueden acompañar a la menstruación, como variaciones en la dieta o en el nivel de actividad física.

Generalmente durante la tercera semana de su ciclo menstrual, al tiempo de la ovulación, los niveles de estrógenos y progesterona se encuentran más elevados y probablemente presente cambios el azúcar de su sangre. Estos cambios tienden a ser más notorios o dramáticos en las mujeres con síndrome premenstrual (SPM). El síndrome premenstrual es un trastorno que ocurre en algunas mujeres aproximadamente una semana antes de la menstruación. Los síntomas incluyen fluctuaciones en el estado de ánimo, dolor en las mamas, distensión abdominal, letargia, deseos intensos de determinados alimentos y falta de concentración. Rendirse al antojo de carbohidratos y grasas puede hacer también más difícil el control del azúcar.

Los niveles elevados de azúcar en la sangre pueden llevar a otros problemas sexuales como:
- Resequedad de la vagina
- Infecciones vaginales con levaduras

- Periodos menstruales irregulares
- Disminución de lubricación durante las relaciones sexuales
- Pérdida de sensibilidad de la piel alrededor del área vaginal

**Cómo responder**

Para responder a las variaciones del azúcar causadas por las fluctuaciones hormonales, registre los niveles de azúcar diariamente. Anote los síntomas que presenta antes de la menstruación, como distensión abdominal, irritabilidad, fatiga, cólicos, aumento de peso o intensos antojos. Registre también el día en que empieza su periodo y el día que termina. Busque patrones en los niveles de azúcar, especialmente la semana anterior a su periodo.

Si los niveles de azúcar en la sangre son mayores de lo normal antes de su periodo, puede requerir un ajuste en su programa de tratamiento. Puede hablar con su médico respecto de aumentar gradualmente su dosis de insulina para coincidir con los días en que se eleva el azúcar en la sangre. Cualquier cambio en su medicamento necesita hacerse bajo la guía de su médico. Usted tiene que regresar a su dosis habitual de insulina tan pronto como empiece su periodo. Otras estrategias para ayudar a contrarrestar un aumento temporal del azúcar incluyen aumentar el ejercicio y modificar la dieta.

Si los niveles de azúcar en la sangre son menores de lo normal antes de su periodo, puede hablar con su médico respecto de ajustar la dosis de insulina —en este caso, disminuirla— unos días antes de que empiece su periodo. Las alternativas a modificar su medicamento incluyen reducir, pero no eliminar, la cantidad de ejercicio y consumir más carbohidratos. Pero no se recargue de alimentos chatarra.

## Pasando por la menopausia

Cerca de los 40 años de edad muchas mujeres empiezan a presentar síntomas de perimenopausia, cambios que ocurren alrededor *(peri)* del final de la menstruación (menopausia). Durante la perimenopausia los niveles de estrógenos y progesterona fluctúan a menudo cuando su cuerpo se prepara para la menopausia, que generalmente ocurre entre los 45 y 55 años de edad. Los síntomas de la perimenopausia, como bochornos, ausencias de periodos, cambios en el estado de ánimo y dificultades para conciliar el sueño, se asocian a niveles más bajos de estrógenos, pero se desconoce la causa exacta de los síntomas.

Los efectos sobre el azúcar en la sangre durante este tiempo son variados e inconsistentes. Debido a que su cuerpo está madurando menos óvulos, sus ovarios producen menos estrógenos. Al disminuir los niveles de estrógenos, sus niveles de azúcar en la sangre pueden aumentar debido a un aumento de la resistencia a la insulina. La producción de progesterona disminuye también durante este periodo. Las cantidades menores de progesterona tiene el efecto opuesto. Pueden hacer que los niveles de azúcar en la sangre disminuyan debido al aumento en la sensibilidad a la insulina.

De acuerdo con la Asociación Estadounidense de Diabetes, cuando la menopausia es completa, la mayoría de las mujeres con diabetes requiere aproximadamente 20 por ciento menos de medicamento —medicamentos orales o insulina— para controlar su diabetes, porque sus células son más sensibles a la insulina. Sin embargo, esto puede ser contrarrestado por los cambios que pueden ocurrir después de la menopausia, como el aumento de peso. El peso adicional aumenta la resistencia de las células a la insulina y puede incrementar los requerimientos de medicamento.

### Cómo responder

Su mejor respuesta a los cambios del azúcar en la sangre que pueden acompañar a la perimenopausia y a la menopausia es controlar el azúcar en la sangre regularmente y hacer los ajustes necesarios para responder a estos cambios.

Muchas mujeres encuentran que las molestias de la perimenopausia y de la menopausia son mínimas y pueden controlar sus síntomas con estrategias de autoayuda, como ejercicio adicional y cambios en su dieta. En las mujeres que presentan síntomas más severos, algunos médicos recomiendan anticonceptivos orales o terapia hormonal de reemplazo para ayudar a controlar las fluctuaciones hormonales.

## Terapia hormonal de reemplazo

La terapia hormonal de reemplazo (THR) ayuda a disminuir los síntomas molestos de la menopausia en muchas mujeres. Puede disminuir también el riesgo de osteoporosis y enfermedad cardíaca, y hay cierta evidencia de que la THR puede proteger de la enfermedad de Alzheimer.

La forma más frecuente de THR proporciona suplementos de estrógenos y progesterona, que casi no existen en el cuerpo de una mujer después de la menopausia. El medicamento se prescribe típicamente después que usted presenta los primeros bochornos o algunas otras molestias debidas a síntomas menopáusicos.

Se dispone de diferentes regímenes de THR. Varían de acuerdo con el tipo de preparación de estrógenos y progesterona utilizados, las dosis de hormonas y la forma de administración. La THR más frecuente es en forma de tabletas, pero está disponible también como parches o crema. Además, el régimen puede ser cícilico o continuo. Un método cíclico proporciona estrógenos diariamente y una preparación progestacional (progestágeno) 10 a 14 días del mes. Esto generalmente produce sangrado vaginal mensual. Un método continuo proporciona dosis bajas de estrógenos y progestágenos diariamente y puede causar sangrado más irregular.

### ¿Está bien tomar THR?

Tomar THR es una decisión individual, basada en la historia clínica de cada mujer y sus riesgos de salud. Visite a su médico y pregúntele si la THR es una buena elección para usted. Usted querrá considerar estos factores:

**Azúcar en la sangre.** El efecto de la THR sobre el azúcar depende del método de tratamiento y de las variaciones del azúcar presentadas durante su ciclo menstrual. Si usted tuvo fluctuaciones antes de la menopausia, puede tener mayor probabilidad de presentar fluctuaciones con el uso de la THR.

**Enfermedad cardíaca.** La diabetes aumenta el riesgo de enfermedad cardíaca o ataque vascular cerebral en la mujer, especialmente después de la menopausia, cuando la producción de estrógenos disminuye. Una mujer posmenopáusica que tiene diabetes tiene una probabilidad tres veces mayor de presentar un ataque cardíaco o un ataque vascular cerebral que una mujer posmenopáusica que no tiene diabetes.

Los estudios sugieren que la THR puede disminuir el riesgo de desarrollar enfermedad cardíaca. Esta observación es probablemente un resultado de múltiples cambios asociados a la terapia estrogénica, incluyendo la disminución del colesterol de lipoproteínas de baja densidad (LDL) o "malo" y el aumento del colesterol de lipoproteínas de alta densidad (HDL) o "bueno". Los estudios que se están realizando sobre los efectos de la THR deben proporcionar respuestas más definitivas respecto del uso de THR y el riesgo de enfermedad cardíaca. Si tiene ya enfermedad cardíaca, los estudios indican que empezar la THR no es benéfico. No protege contra futuros eventos cardíacos.

**Osteoporosis.** La terapia hormonal de reemplazo hace más lenta la pérdida de calcio de los huesos después de la menopausia. Combinada con ejercicio regular y calcio adecuado, protege de la pérdida de hueso y disminuye el riesgo de fracturas.

**Cáncer.** El uso de THR se ha relacionado con un aumento en el riesgo de cáncer de mama, especialmente en las mujeres que usan la THR más de 5 años. La mayor parte de esta información se basa en estudios observacionales y no se ha comprobado en estudios clínicos. Los resultados de un estudio que se está realizando, llamado Iniciativa de Salud de las Mujeres, debe proporcionar datos más concretos sobre el uso de THR y el riesgo de cáncer de mama. Estos resultados deben estar disponibles en 4 o 5 años. Aun cuando la THR se ha relacionado a un aumento en el riesgo de cáncer de mama, es importante también recordar que, en ausencia de otros factores de riesgo, para muchas mujeres el riesgo global de desarrollar cáncer de mama es bastante bajo, a pesar de estar aumentado.

El cáncer uterino es otro riesgo asociado con la THR. Este cáncer es más frecuente en las mujeres que reciben estrógenos solos y que no se les ha practicado histerectomía. Combinar la progesterona con estrógenos ofrece cierta protección contra el cáncer uterino.

## Diabetes y embarazo

Hubo un tiempo en que a las mujeres con diabetes se les decía que no debían embarazarse. Si lo hacían, sus bebés a menudo no sobrevivían. Incluso después de que apareció la insulina a principios de la década de 1920, el número de embarazos exitosos en mujeres con diabetes seguía siendo mucho menor que en las mujeres sin diabetes.

Actualmente, las probabilidades de una mujer con diabetes de tener un embarazo normal son casi las mismas que para una mujer sin diabetes. ¿La razón? El control intenso (estricto) del azúcar antes de la concepción y durante todo el embarazo.

Es importante hacer la distinción entre diabetes tipo 1 y tipo 2, y diabetes gestacional. A diferencia de la diabetes tipo 1 y 2 que se desarrollan antes o después del embarazo, la diabetes gestacional ocurre durante el embarazo, generalmente en el segundo o tercer trimestre. Esta forma de diabetes es causada por el aumento de producción de estrógenos y progesterona que ocurre durante el embarazo. La diabetes gestacional difiere también en que desaparece inmediatamente después del parto. Tener diabetes gestacional aumenta su riesgo de desarrollar diabetes tipo 2. Más de la mitad de las mujeres que presentan diabetes gestacional desarrolla diabetes tipo 2 posteriormente en su vida.

Raras veces, algunas mujeres desarrollan diabetes tipo 1 durante el embarazo. En la mayoría de los casos el trastorno se diagnostica inicialmente como diabetes gestacional. Pero a diferencia de ésta, los niveles de azúcar en la sangre no mejoran después del nacimiento del bebé. Permanecen elevados y requieren insulina para controlarlos.

### Azúcar en la sangre y la salud de su bebé

El control del azúcar en la sangre es muy importante para la salud de un bebé que no ha nacido. En las primeras 8 semanas del desarrollo —cuando el corazón, pulmones, riñones y cerebro se están formando— si el nivel de azúcar de la madre se encuentra demasiado elevado, el feto tiene riesgo aumentado de anomalías congénitas o aborto. Un nivel elevado de ácido en la sangre (cetoacidosis diabética) también puede causar aborto.

Posteriormente en el embarazo, el nivel de azúcar no controlado puede dar lugar a partos prematuros o mortinatos. El exceso de azúcar en la sangre puede hacer también que el bebé crezca más de lo normal y tenga un parto más complicado. A diferencia de la madre, el bebé puede nacer con un nivel bajo de azúcar. Otra posible complicación es un color amarillento de la piel (ictericia) por la acumulación de glóbulos rojos viejos que no son eliminados lo suficientemente rápido por el hígado del bebé. Afortunadamente ambos trastornos son fácilmente tratables.

Los riesgos para la madre por el nivel de azúcar no controlado durante el embarazo incluyen presión arterial elevada y agravamiento de las complicaciones preexistentes de la diabetes, especialmente la enfermedad ocular (retinopatía).

## El tratamiento intensivo con insulina reduce los defectos congénitos

Los estudios de la Asociación Estadounidense de Diabetes muestran que en las mujeres con diabetes tipo 1 que empiezan un programa de tratamiento intensivo con insulina (control estricto del azúcar) antes del embarazo, sólo 1 por ciento de los bebés tiene defectos congénitos, en comparación con 10 por ciento de bebés de madres que empiezan el tratamiento intensivo con insulina después del embarazo. El tratamiento intensivo implica ajustes frecuentes de las dosis de insulina para mantener niveles normales de azúcar en la sangre.

Los cambios que experimenta su cuerpo durante el embarazo afectan el nivel de azúcar en la sangre y hacen más difícil el control de la diabetes. Al progresar su embarazo, la placenta produce hormonas que reducen la capacidad de la insulina para disminuir el azúcar. Esto significa que puede requerir dos o tres veces la cantidad de insulina que necesita normalmente, y puede necesitar aplicarse inyecciones de insulina más a menudo. Verifique con su médico antes de hacer algún cambio en su régimen de insulina.

### Cómo planear su embarazo

Para prevenir las complicaciones relacionadas con la diabetes en usted y en el feto, es crucial que su nivel de azúcar esté controlado antes de que se embarace. Un plan de manejo de la diabetes, desarrollado con la guía de su médico y del equipo de atención de la salud, puede ayudarla a tener un buen control del azúcar y preparar a su cuerpo para un embarazo saludable.

Este plan generalmente incluye lo siguiente:

**Uso de anticoncepción.** La anticoncepción antes del embarazo le permite seleccionar el tiempo más seguro y adecuado para tener un hijo. Si usa anticonceptivos orales, inyecciones o implante hormonal (tubos insertados quirúrgicamente) como anticoncepción, puede requerir ajustar su régimen de insulina.

Cuando los resultados de la hemoglobina glucosilada (hemoglobina A-1C) lleguen a niveles casi normales, su médico puede recomendarle descontinuar la anticoncepción. Este análisis es una medición global de su azúcar en la sangre. Vea el capítulo 10 para mayor información acerca de la hemoglobina glucosilada.

**Un examen médico completo.** Un examen médico ayuda a identificar los riesgos potenciales de complicaciones relacionadas con el embarazo, como presión arterial elevada y enfermedad ocular, nerviosa o renal. Debido a que el embarazo puede agravar los problemas diabéticos, es importante tratar estos trastornos antes de embarazarse.

**Vigilancia regular del azúcar en la sangre.** La vigilancia regular del nivel de azúcar en la sangre es una de las cosas más importantes que puede hacer para reducir el riesgo de las complicaciones relacionadas con la diabetes en usted y en su bebé. Antes y después de embarazarse, su médico le aconsejará practicar varias veces al día la prueba de azúcar en la sangre y ajustar la insulina de acuerdo con los resultados. Debe verificar el nivel de azúcar antes de cada alimento, 1 o 2 horas después de cada alimento y al acostarse. Su médico puede recomendarle incluso que verifique su nivel de azúcar a media noche.

**Alimentación planeada.** Un plan de alimentación saludable la ayuda a mantener niveles de azúcar normales o casi normales. Puede necesitar trabajar con una dietista para modificar su plan de alimentos de acuerdo con los problemas del embarazo, incluyendo náusea y vómito, estreñimiento o anhelo intenso de alimentos.

Los edulcorantes artificiales son una preocupación para las madres con diabetes. Se desconocen los efectos de la sacarina sobre el feto, por lo que es mejor evitar productos que contengan sacarina durante el embarazo. El aspartame, hecho de aspartato y fenilalanina, no parece causar problemas. Sin embargo, es mejor consumir con moderación productos que contienen aspartame.

**Ejercicio regular.** Hace años se recomendaba a las mujeres con diabetes no practicar ejercicio durante el embarazo, por la preocupación de que el ejercicio afectara la salud del bebé. Actualmente, los médicos recomiendan a toda la gente que practique ejercicio diariamente para mejorar su salud, incluyendo las mujeres con diabetes que están embarazadas. Es importante verificar el azúcar en su sangre antes y después del ejercicio para evitar episodios de disminución de azúcar en la sangre.

## Cómo prevenir problemas potenciales

El control estricto del azúcar puede ayudar a prevenir complicaciones del embarazo, pero la coloca en riesgo de presentar niveles bajos de azúcar (hipoglucemia). Su cuerpo se acostumbra a que el azúcar en la sangre esté dentro de cierto rango estrecho. Cuando el azúcar en la sangre disminuye por debajo de este rango, su cuerpo, en cierto sentido, reacciona en exceso. Los signos de advertencia de los niveles bajos de azúcar incluyen temblor, sudoración, movimientos torpes, confusión, dolor de cabeza, hambre, palidez y cambios del estado de ánimo y del comportamiento. Las posibles causas de un nivel bajo de azúcar incluyen demasiado ejercicio, demasiada insulina, insuficiente alimento y no comer a tiempo.

Los niveles de azúcar elevados (hiperglucemia), otro problema potencial del control estricto, pueden ocurrir si su cuerpo no tiene suficiente insulina, si come en exceso o si hace menos ejercicio del planeado. El estrés o las enfermedades, como un resfriado o influenza, pueden también causar niveles elevados de azúcar en la sangre. Los síntomas pueden incluir orina frecuente, aumento de sed y fatiga.

La cetoacidosis diabética es otro trastorno que se debe considerar. Es causada por niveles aumentados de cetonas, un ácido de la sangre que se forma cuando las células no tienen azúcar y su cuerpo empieza a degradar la grasa para obtener energía. Las cetonas, un producto del metabolismo de la grasa, pueden acumularse en la sangre y pueden ser peligrosas para su salud — y la del bebé. Para mayor información de estos trastornos, vea el capítulo 2.

### Durante el embarazo

Las visitas periódicas con los miembros de su equipo de atención de la salud pueden ayudarla a mantener su plan de manejo de la diabetes durante el embarazo.

## Su equipo de atención de la salud

Alcanzar y mantener el control del azúcar durante el embarazo es más fácil si reúne un equipo de personal de atención de la salud familiarizado con la diabetes. Este equipo incluye:

- Un especialista en diabetes
- Un obstetra que se especialice en embarazos de alto riesgo y en embarazos de mujeres con diabetes
- Un pediatra o neonatólogo que puede tratar trastornos potenciales de bebés de mujeres con diabetes
- Una dietista y un educador en diabetes con experiencia en enseñar a la gente cómo alcanzar un control estricto del azúcar

**Primer trimestre.** En las primeras 10 a 12 semanas del embarazo usted se reúne con su obstetra regularmente, tal vez cada una o dos semanas. Éste es el tiempo en que los órganos vitales de su bebé se desarrollan, por lo que quiere que el azúcar en la sangre esté lo más cerca de lo normal que sea posible. La vigilancia frecuente del azúcar puede ayudar a lograrlo. Debido a que las necesidades de insulina de su cuerpo pueden disminuir ligeramente durante este tiempo, es importante estar alerta a los signos de disminución de azúcar. Si la náusea y vómito del embarazo la tienen sufriendo mucho, hable con su médico respecto del uso de medicamentos contra la náusea.

**Segundo trimestre.** El segundo trimestre es cuando a muchas mujeres embarazadas se les practica un ultrasonido para verificar la salud del bebé. Su médico quiere llevar también el registro de su aumento de peso. Durante el embarazo, debe aumentar entre 7.5 y 15 kg (15 y 30 libras), dependiendo de su peso antes del embarazo. Las mujeres con sobrepeso deben tratar de limitar el aumento de peso a 7.5 kg (15 libras). En las mujeres con peso normal se recomienda a menudo un aumento de 10 a 15 kg (20 a 30 libras).

Si se aplica insulina, los requerimientos aumentan gradualmente hasta la semana 20, luego se aceleran dramáticamente. Las hormonas producidas por la placenta, que ayudan al bebé a crecer bloquean el efecto de la insulina de la madre. Como resultado sus requerimientos de insulina aumentan significativamente. En este periodo de su embarazo es importante también ver a un especialista de los ojos. El daño a los pequeños vasos sanguíneos de sus ojos puede progresar durante el embarazo por las hormonas adicionales producidas por la placenta.

**Tercer trimestre.** Al entrar el embarazo a los tres meses finales, su médico la vigila cuidadosamente por posibles complicaciones que pueden ocurrir en esta etapa en cualquier embarazo: presión arterial elevada, edema de los tobillos por acumulación de líquido y problemas renales. Le pueden practicar otro ultrasonido para valorar el tamaño y salud de su bebé. También le examinan los ojos de nuevo en busca de daño ocular. En esta etapa, un problema potencial para usted o su bebé puede motivar el parto anticipado.

## El parto

Su equipo de atención de la salud la ayudará a determinar el mejor momento y el método más seguro para el parto. Generalmente no se recomienda el parto en casa por los problemas potenciales debidos a la diabetes.

Mientras los niveles de azúcar en la sangre se mantengan normales y usted y su bebé no presenten complicaciones, pude esperar un parto vaginal normal. Durante el parto es importante vigilar frecuentemente el azúcar en la sangre para prevenir una disminución o un incremento importante de los niveles de azúcar. Debido a que su cuerpo está trabajando tanto, probablemente necesite menos insulina. Si hay complicaciones, se puede practicar cesárea a través de una incisión en la parte inferior del abdomen y de la pared del útero. Independientemente del método del parto, el resultado en la mayoría de las mujeres que han mantenido un buen control del azúcar es un bebé sano.

Después del parto los requerimientos de insulina disminuyen. Sin embargo, pueden pasar unas semanas o meses antes de que terminen los cambios de su cuerpo y regrese a su régimen normal de insulina anterior al embarazo.

## Cómo tratar la impotencia

Más de la mitad de los hombres de 50 años de edad o mayores que tienen diabetes presenta cierto grado de impotencia. Pero pocos hablan de ella con su médico. Es una lástima porque si lo hicieran, hay buenas probabilidades de que su médico pudiera ayudarlos a tratar el trastorno.

Impotencia se refiere a la incapacidad para alcanzar una erección del pene o mantener una erección lo suficiente para tener relaciones sexuales. Otro término frecuentemente utilizado para describir este trastorno es disfunción eréctil.

La impotencia puede ser resultado de factores físicos o psicológicos. Las causas más frecuentes en hombres con diabetes son problemas físicos debidos a un deficiente control del azúcar en la sangre o a efectos a largo plazo de la enfermedad. El exceso de azúcar en la sangre puede dañar los nervios y los vasos sanguíneos responsables de las erecciones. Cuando los nervios están dañados, no son capaces de comunicarse con los pequeños vasos sanguíneos del pene, para decirles que se expandan para acomodar el flujo de sangre necesario para una erección. Cuando los vasos sanguíneos grandes están estrechados o bloqueados, no llega suficiente sangre al pene para producir una erección.

Los factores psicológicos que pueden producir impotencia incluyen ansiedad, estrés o depresión. Pueden interferir con la producción normal de hormonas del cuerpo y la forma en que su cerebro responde a ellas, impidiendo que ocurran erecciones. En algunos hombres, con sólo escuchar sobre los problemas eréctiles asociados a la diabetes se crea un temor del trastorno que hace que ocurra.

Ciertos medicamentos pueden también causar impotencia, incluyendo algunos de los medicamentos utilizados para tratar la presión arterial elevada, la ansiedad y la depresión. Si usted tiene impotencia, asegúrese que su médico conoce todos los medicamentos que toma.

Se dispone de varios tratamientos para tratar la impotencia. Pueden no ser capaces de revertirla, o curarla, pero pueden hacer posible que tome parte en las relaciones sexuales. Encontrar el método de tratamiento que funcione mejor para usted y con el que se sienta a gusto puede tomar tiempo.

## Medicamentos

El primer paso para encontrar un tratamiento eficaz para la impotencia es a menudo el medicamento:

**Sildenafil.** En algunos hombres con impotencia resultante de diabetes, el medicamento sildenafil puede mejorar la función sexual. Pero no es eficaz en todos.

A diferencia de otros tratamientos para la impotencia, el sildenafil produce una erección natural en lugar de artificial. El medicamento lo ayuda a responder a la estimulación sexual o psicológica relajando el músculo liso del pene, lo que a su vez aumenta el flujo de sangre en el pene y hace más fácil alcanzar y mantener una erección. Usted toma la tableta azul, en forma de diamante, aproximadamente una hora antes de las relaciones sexuales. El medicamento es eficaz aproximadamente 4 horas y no debe utilizarse más de una vez al día.

El sildenafil no es seguro para todos. No debe tomar el medicamento si toma nitratos, como nitroglicerina. Si se toman juntos, esta mezcla de medicamentos puede disminuir sustancial-mente su presión arterial y producir un ataque cardíaco mortal. El sildenafil puede tener otros efectos secundarios. Puede producir rubor facial, que generalmente no dura más de 5 a 10 minutos. También puede usted tener dolor de cabeza leve temporal o molestias en el estómago. Las dosis mayores pueden producir problemas visuales a corto plazo: un tinte ligeramente azulado en los objetos, visión borrosa y aumento de la sensibilidad a la luz.

Estos efectos desaparecen unas horas después de tomar el medicamento.

**Alprostadil.** El alprostadil es una versión sintética de la hormona prostaglandina E-1. Como el sildenafil, este medicamento ayuda a relajar el músculo liso del pene, incrementando el flujo de sangre y produciendo una erección. Algunas veces, el alprostadil se combina con otros medicamentos vasodilatadores para mejorar sus efectos. El alprostadil no es una tableta, se aplica en supositorio (tratamiento autointrauretral) o en autoinyección.

*Tratamiento autointrauretral.* Con el tratamiento autointrauretral, usted coloca un anillo de hule alrededor de la base del pene y luego usa un aplicador desechable para insertar un diminuto supositorio (aproximadamente la mitad del tamaño de un grano de arroz) en la punta del pene. El supositorio es absorbido por el tejido eréctil del pene, aumentando el flujo de sangre que causa una erección. El anillo de hule ayuda a atrapar la sangre y mantener la erección.

Algunos efectos colaterales pueden incluir algo de dolor, mareo y la formación del tejido fibroso duro. Después de una prueba, aplicada en el consultorio médico, puede aprender a realizar el procedimiento usted mismo.

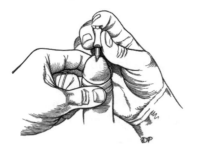

El tratamiento autointrauretral implica inyectar un diminuto supositorio en la punta del pene para ayudar a relajar el músculo liso y aumentar el flujo de sangre al pene.

*Autoinyección.* En la autoinyección utiliza usted una aguja fina para inyectar alprostadil en la base o en un lado del pene. El alprostail en autoinyección aumenta el flujo de sangre en las estructuras esponjosas que corren por todo el pene de cada lado, produciendo una erección. Generalmente tarda 5 a 20 minutos para producir su efecto y la erección dura aproximadamente una hora. Debido a que la aguja es muy delgada —como la que se utiliza para inyectar insulina— el dolor de la inyección es generalmente leve.

Los efectos secundarios pueden incluir sangrado por la inyección y en raras ocasiones una erección prolongada y dolorosa (priapismo). Para minimizar el riesgo de una erección prolongada, es importante que pruebe el medicamento para determinar la dosis adecuada. Si una erección continúa por más de 4 horas, la sangre atrapada en el pene se espesa por la pérdida de oxígeno. Esto puede dañar los tejidos del pene. Otro efecto secundario raro es la formación de fibrosis en el sitio de la inyección. Este método puede causar también moretones si atraviesa accidentalmente un pequeño vaso sanguíneo con la aguja.

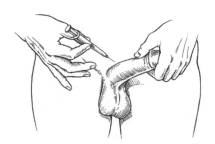

**El tratamiento con autoinyección implica inyectar medicamento directamente en un área específica del pene para aumentar el flujo de sangre y provocar una erección.**

## Dispositivos de vacío

Muchos hombres recurren a los dispositivos de vacío cuando el medicamento no es eficaz o sus efectos secundarios son muy molestos. Los dispositivos usan vacío para atraer sangre al pene. Empieza usted colocando un tubo de plástico sobre el pene. Con una bomba de mano, extrae aire del tubo de plástico. Al hacerlo, la sangre es llevada al tejido del pene, produciendo una fuerte erección. Luego desliza un anillo elástico montado en la base del tubo de plástico, hasta la base del pene. El anillo atrapa la sangre dentro del pene, permitiendo mantener la erección una vez que se retira el tubo. Debe retirar el anillo en los siguientes 30 minutos para restablecer el flujo normal de sangre al pene. Si no lo hace, podría dañar el tejido del pene. Una bomba de vacío es eficaz en más del 90 por ciento de los hombres que la usan, y no requieren medicamentos o cirugía.

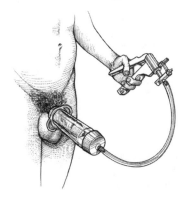

**Un dispositivo de vacío usa una bomba de mano para succionar sangre al pene y producir una erección. Un anillo elástico colocado en la base del pene mantiene la erección.**

## Implantes en el pene

Si ha intentado las medicamentos o el dispositivo de vacío y no han funcionado o han sido molestos, podría considerar un implante quirúrgico. Hay tres tipos:

**Varilla flexible semirrígida.** El implante de varilla flexible, semirrígida es el más fácil de usar y el que tiene menos probabilidades de falla de funcionamiento. Se colocan dentro del pene dos varillas duras pero flexibles hechas de alambre cubierto con silicón o poliuretano. Le proporcionan una erección permanente. Usted flexiona su pene hacia abajo hacia su cuerpo para ocultar la erección y lo dobla hacia arriba para tener relaciones sexuales. Aunque no parece natural y tarda en acostumbrarse, este implante requiere menos tiempo quirúrgico que otros implantes, no tiene partes mecánicas que puedan romperse y tiene una tasa elevada de éxito.

**Inflables.** Estos implantes funcionan en forma más natural que las varillas semirrígidas. En lugar de tener una erección permanente, usted produce una erección cuando quiere.

Una versión incluye dos cilindros vacíos colocados dentro del pene. Estos cilindros se conectan a una bomba diminuta en el escroto y a un reservorio ya sea en el escroto o en la parte inferior del abdomen. Cuando usted aprieta la bomba, el líquido del reservorio llena los cilindros y produce una erección. El dispositivo se oculta fácilmente y es muy efectivo, pero tiene más probabilidades que otros implantes de sufrir fallas mecánicas.

Otra versión no incluye una bomba. En su lugar, un dispositivo cerca de la cabeza del pene controla el flujo de líquido dentro de los cilindros. Para tener una erección, aprieta la cabeza del pene.

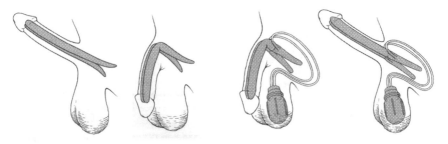

Con un implante de varillas semirrígidas flexibles (izquierda) el pene está siempre erecto. Para ocultar la erección, el pene se dobla hacia abajo. Con los implantes inflables (derecha), los cilindros implantados deben inflarse para producir una erección.

Esto libera líquido en los cilindros. Para regresar el líquido y tener un pene flácido, flexiona el implante y presiona una válvula de salida.

**Bloques entrelazados.** Este tipo de implante es parecido al implante semirrígido, excepto porque contiene una serie de pequeños bloques conectados por un pequeño cable de acero. Es fácil de usar y de ocultar, y produce una erección sólo cuando usted quiere.

## Asesoramiento

Si su impotencia se relaciona con factores psicológicos, la forma más efectiva de tratamiento puede ser reunirse con un terapista familiarizado con los aspectos sexuales. Puede incluir un psiquiatra, un psicólogo o un consejero. Es útil discutir sus temores y preocupaciones o, si está deprimido, identificar la fuente de su depresión para mejorar su vida sexual.

## Preguntas y respuestas

**¿Por qué mi nivel de azúcar en la sangre disminuye después de tener relaciones sexuales?**
El cuerpo responde a las relaciones sexuales como al ejercicio. Igual que el azúcar disminuye durante y después del ejercicio debido al aumento de requerimientos de energía (glucosa) por sus músculos y tejidos, igual lo hace en las relaciones sexuales. Determinar el azúcar en la sangre antes de las relaciones sexuales puede ahorrarle un episodio de hipoglucemia después. Para prevenir una disminución del azúcar, podría comer algo antes o inmediatamente después.

**¿Si tengo diabetes, cuáles son las probabilidades de que mi hijo la desarrolle también?**
Un asesor genético puede ayudarlo a predecir la probabilidad de tener un hijo con diabetes tipo 1 o tipo 2. De acuerdo con la Asociación Estadounidense de Diabetes, para un niño de una madre de 25 años de edad o más con diabetes tipo 1, el riesgo de tener diabetes es aproximadamente el mismo —1 por ciento— que el de un hijo de padres que no tienen diabetes. El riesgo aumenta a un 4 por ciento si la madre es menor de 25 años cuando nace el niño. Si

el padre tiene diabetes tipo 1, el riesgo aumenta aproximadamente a un 6 por ciento. Si alguno de los padres desarrolló diabetes tipo 1 antes de los 11 años de edad, el riesgo se duplica.

Por otro lado, la diabetes tipo 2 tiende a verse en familias. En un niño, los hábitos del estilo de vida relacionados con la alimentación y el ejercicio pueden tener mayor influencia que la genética en el desarrollo de la diabetes tipo 2 cuando sea adulto.

### ¿Puedo amamantar a mi hijo?

Sí. La lactancia materna proporciona muchos beneficios a su hijo. Además, puede ayudarla a perder algo del peso que aumentó durante el embarazo.

Sea consciente de que los niveles de azúcar en la sangre disminuyen cuando amamanta, y cuando lo hace a la hora de acostarse o más tarde se pueden reducir las reservas de azúcar. Por lo tanto puede tener que ajustar la dosis de insulina, particularmente durante la noche. Su médico o un educador en diabetes pueden ayudarla a ajustar su régimen de insulina para permitirle la lactancia.

### ¿Cómo sé si mi impotencia se debe a factores físicos o psicológicos?

Una repentina incapacidad para mantener una erección se relaciona generalmente con factores psicológicos, como el estrés. Además, si tiene erecciones durante el sueño, su impotencia probablemente se debe a factores psicológicos. Por otro lado, una pérdida gradual de la erección tiene mayor probabilidad de relacionarse con factores físicos, como afección nerviosa y de los vasos sanguíneos.

Si la causa de su impotencia es incierta, se puede practicar varias pruebas para identificar el origen.

### ¿Los tratamientos para la impotencia son cubiertos por los seguros de salud?

La mayoría los cubre, pero puede tener que pagar una parte del costo, especialmente de los medicamentos.

# Recursos adicionales

Contacte a estas organizaciones (en Estados Unidos) para obtener mayor información respecto de la diabetes. Algunos grupos ofrecen material impreso gratuito o videos. Otros tienen material o videos que puede comprar.

## Asociación Estadounidense de Educadores en Diabetes
100 W. Monroe St.
Suite 400 Chicago, IL 60603-1901
312-424-2426
Fax: 312-424-2427
Dirección en Internet: *www.aadenet.org*

## Asociación Estadounidense de Diabetes
1701 N. Bearuregard St.
Alexandria, VA 22311
800-342-2383 (800-DIABETES)
Dirección en Internet: *www.diabetes.org*

## Asociación Canadiense de Diabetes
15 Toronto St.
Suite 800
Toronto, ON M5C 2E3
416-363-3373 o 800-226-8464 (800-BANTING)
Dirección en Internet: *www.diabetes.ca*

## Centros de Control y Prevención de Enfermedades
1600 Clifton Road
Atlanta, GA 30333
404-639-3534 o 800-311-3435
Dirección en Internet: *www.cdc.gov*

## Asociación Internacional de Atletas Diabéticos
1647 W. Bethany Home Road, #B
Phoenix, AZ 85015
800-898-4322 (800-898-IDAA)
Fax: 602-433-9331
Dirección en Internet: *www.diabetes-exercise.org*

## Fundación Internacional de Diabetes Juvenil
120 Wall St., 19th floor
New York, NY 10005
212-785-9500 o 800-533-2873 (800-JDF-CURE)
Fax: 212-785-9595
Dirección en Internet: *www.jdf.org*

## Información sobre salud de la Clínica Mayo
Dirección en Internet: *www.MayoClinic.com*

## Iniciativa Nacional de Educación de Diabetes
Dirección en Internet: *www.ndei.org*

## Centro Nacional de Información de Diabetes
1 Information Way
Bethesda, MD 20892-3560
301-654-3327
Fax: 301-907-8906
Dirección en Internet: *www.niddk.nih.gov/health/diabetes/ndic.htm*

## Instituto Nacional de Diabetes y Enfermedades Digestivas y Renales
Oficina de Comunicaciones y Relaciones Públicas
NIDDK, Institutos Nacionales de Salud
31 Center Drive, MSC 2560
Bethesda, MD 20892-2560
301-496-3583 o 800-438-5383
Dirección en Internet: *www.niddk.nih.gov*

# Índice